いい緊張は能力を2倍にする

Double Your Performance with Good Tension

脳科学で緊張を「味方」に変える

精神科医
樺沢紫苑

文響社

はじめに

82％の人は緊張しやすい

「プレゼンで人前に立つと、頭が真っ白になり、しどろもどろになってしまう」
「試験で緊張してしまい、実力を発揮できない」
「人と二人っきりになると、緊張して何もしゃべれなくなってしまう」
「とにかく自分は緊張しやすいので何とかしたい」
「自分の緊張がコントロールできたら、人生はもっと変わるのに」

あなたも、こんなふうに思っていませんか？

「緊張しやすい人」は、とても多いと思います。
全国の20歳以上の男女、１５７９人を対象に行われた緊張に関するアンケートがあります

（表1）。

「あなたは緊張しやすいタイプですか？」という質問に対して、「とても緊張しやすい」は41％、「どちらかといえば緊張しやすい」は41％。なんと82％もの人が「緊張しやすい」と答えたのです。

つまり、**世の中の人のほとんどが「緊張しやすい」**ということです。

また、「どんな場面で緊張しますか？」というアンケートでは、「大勢の前で話す時」「初対面の人に会うとき」「新しい職場に入る時」「プレゼン、報告」「受験、試験、面接」「発表会、演奏会」などが挙げられています。

これらに共通する点は、「あなたが他の人の目にさらされて評価される場面」ということ。つまり、人生を左右するような重大な局面ほど、大きなプレッシャーがかかり、緊張しやすくなるのです。

結果として、「緊張しやすい人」は、そうした重大な局面で緊張して失敗してしまう。本来の力を発揮できずに悔しい思いを、何度もしてきているはずです。

「自分の緊張がコントロールできたら、人生はもっと変わるのに」。緊張しやすい人は、必ずと言っていいほどそう思っているはずです。

もし、「緊張にものすごく弱い人」が「緊張をコントロールできる人」に変わることができ

表1　緊張に関するアンケート

あなたは緊張しやすいタイプですか？

1	とても緊張しやすい	41.2%
2	どちらかといえば緊張しやすい	41.6%
3	あまり緊張しない	15.4%
4	ほとんど緊張したことがない	1.8%

どんな時に緊張しますか？

1	大勢の前で話す・スピーチをするとき	82.2%
2	初対面の人に会うとき	36.5%
3	新しい職場や仕事をするとき（人事異動など）	35.6%
4	プレゼンや報告を行うとき	27.8%
5	発表会や演奏会のとき	26.7%
6	資格取得、入社試験や面接のとき	26.4%
7	苦手なことを無理にさせられるとき（カラオケ、料理、運転など）	20.0%
8	経験のないことをしなければならないとき（仕事、一人暮らしなど）	17.7%
9	電話で人と話すとき	16.4%
10	目上の人（上司、社長、年配者など）と話をするとき	13.3%

全国の20歳以上の男女、1,579人を対象に行われたアンケート（複数回答）「ハピ研（アサヒグループホールディングス）」の調査より引用

るならば、その人の人生は確実に変わります。プレッシャーのかかる場面でも、自分の本来の力を十分に発揮できるのですから。

そんな「緊張しやすい」と悩んでいる人のために、本書では緊張をコントロールする方法をお伝えします。

緊張を味方にして最高のパフォーマンスを発揮する

緊張をコントロールできるようになったら素晴らしい！

しかし、本書の最終ゴールは、「緊張しない」という消極的なものではありません。緊張を味方にして「最高のパフォーマンスを発揮する」ことが、本書の最終目的となります。

「そんなこと無理だろう」と思うかもしれませんが、無理ではありません。

オリンピックの中継を見たことがありますね。オリンピックの決勝戦で、世界新記録がバンバン出ます。なぜでしょう？　それは、オリンピックという「緊張」の舞台が、最高の追い風となって、選手は最高のパフォーマンスを発揮するからこそ、世界新記録が、続出するのです。

「緊張したらどうしよう」「ああ、緊張してきた。嫌だなあ」と、ほとんどの人は緊張を「敵」

としてとらえていますが、それは完全な間違いです。

緊張というのは、「味方」です。「向かい風」ではなく、「追い風」なのです。緊張する時に分泌されるノルアドレナリンという物質は、私たちの脳や身体のパフォーマンスを瞬時に極限まで高めてくれる物質なので、それを上手に使うことさえできれば、「緊張を味方にして最高のパフォーマンスを発揮する」ことは全く不可能ではありません。というか、誰にでも可能です。

「緊張しやすい」は、欠点や短所ではありません。「緊張しやすい」人ほどチャンスです。もちろんそれは、「コントロール」できないといけませんが、**緊張さえコントロールできれば、あなたはここぞという場面で、普段以上の力を発揮できる。スーパーマンになることが可能なのです。**

本書では、緊張を味方にして最高のパフォーマンスを発揮する方法を、十分な科学的、脳科学的根拠とともにお伝えしていきます。

対症療法ではない、緊張の根治療法

今までに「緊張本」「あがり症本」は、たくさん出ています。そうした既刊本と本書には、決定的な違いがあります。それは、既刊本は緊張したときの様々な対処法を書いてあるだけで、根本的な解決法が書かれていないものが多い、という点です。

本書では、もちろん対処法についても書いてありますが、それよりも「なぜ緊張が起きるのか？」という「緊張の正体」「緊張の原因」について、脳科学的に徹底的に解説し、「緊張の原因」をなくす方法。すなわち、緊張の「根本的な解決法」をお伝えします。

「対症療法」ではなく、「根治療法」が示されている。それが、本書の特徴です。それは、「脳科学研究をしてきた精神科医」である私だから書ける話であり、既存の「緊張本」「あがり症本」とは決定的に違う本になっています。

緊張に弱い私が、1万人の前で話せるようになった理由

遅くなりましたが、自己紹介をさせてください。

精神科医で作家の樺沢紫苑です。現在までに27冊の本を執筆し、毎月3回以上、これまでにのべ数百回の講演、セミナーを行っています。最近では、数百人が参加する講演、セミナーも多く、最大では参加者が1万人のセミナーにゲスト講師として登壇したこともあります。

そうしたすごい大人数の前でも、緊張せずに堂々と話せる私ですが、最初から緊張に強かっ

たわけではありません。

高校生の頃は友達も少なく、「チョー」がつくコミュニケーション下手です。映画好きで映画ばかり見ていましたが、他の人からはマニアックな「映画オタク」と見られていたでしょう。医学生になっても同じで、「自分のコミュニケーション下手の性格を何とかしたい」思いもあり「精神科」を専攻した一面もあります。

「少しでもましな性格になりたい」「人前で堂々と話せるようになりたい」と思い、精神医学、心理学、脳科学を学びました。また、プレゼンが下手なので敢えて、毎年3回もの学会発表をこなし、経験を積みました。そして「話し方」のテクニックを実践しながら場数を踏み、現在では1万人のセミナーにも講師として呼ばれる「講演家」になったのです。

つまり、**「緊張しやすい」は、克服可能**なのです。

私のようなチョー「コミュニケーション下手」の人間でも、1万人の前で堂々と話せるようになる！　私が実践しているのは、脳科学、心理学に裏付けられた、再現性のある実践的な「緊張コントロール法」です。それをお伝えするのが、本書の目的です。

全ての「緊張場面」に対応可能

表1の「緊張に関するアンケート」を少し詳しく分析してみましょう。「どんな時に緊張しますか?」の答えとして10項目が挙げられていますが、これを改めて整理すると以下の7パターンになります。

1　プレゼンテーション
2　試験やテスト、面接
3　発表会、演奏会
4　対人場面、1対1や初めての人と会うとき
5　新しい仕事、経験のない仕事をするとき
6　苦手なことを無理にさせられる場面
7　スポーツや勝負事

7の「スポーツや勝負事」は、アンケートにはありませんでしたが、「スポーツで緊張す

る」というのは、よくあることなので追加しました。

この7パターン。私たちが日常生活で緊張する、ほとんどの場面が含まれています。

この7パターンさえ克服できれば、「全ての緊張する場面に対応できる」と言っても過言ではありません。ということで、本書では最も緊張しやすい場面である「大勢の前で話・スピーチをするとき」（82・2％）を中心に、「試験」「スポーツの試合」「発表会」などを例に挙げて、緊張をコントロールする具体的な方法について解説します。さらに「面接」や「対人場面」などの特殊な場面に関しては、「第6章　シチュエーション別対処法」で個別に詳しく取り上げます。

本書の「緊張コントロール法」は、緊張しやすい全ての状況に対応していますので、ご安心ください。

緊張しやすい人が成功する！

本書の目標は、たった2つです。

1つ目は、「緊張をコントロールできるようになる」こと。

2つ目は、ただコントロールするのではなくて、「緊張を味方につけて、最高のパフォーマンスを発揮できるようになる」ことです。

それらは、全て脳科学や心理学などの科学的根拠に基づいた方法ですから、実行していただければ必ず効果が出る。再現性のある方法としてまとめられています。

脳科学的な根拠に裏付けられた本書の内容を実践していただければ、誰にでも緊張をコントロールし、計り知れないパフォーマンスを発揮できるようになります。

緊張は、欠点でも短所でもない。「緊張しやすい」は、長所でありポテンシャル。あなたの「成功」と「輝かしい人生」のために、不可欠な「エネルギー」が「緊張」です。

緊張しやすい人は、「成功しやすい人」なのです。そこに気づくことさえできれば、あなたは緊張をコントロールし、別次元の自分へと成長していくことは間違いありません。

「いい緊張」は能力を2倍にする　目次

第2章

緊張を味方にする第1戦略
副交感神経を優位にする

第3章

緊張を味方にする第2戦略
セロトニンを活性化する

111

第4章
緊張を味方にする第3戦略
ノルアドレナリンをコントロールする

第5章

緊張に負けないメンタルを手に入れる

第6章

シチュエーション別対処法

第1章

まずは「緊張」を避けずに正体を知る

緊張は敵か味方か？

本書では、緊張をコントロールする方法についてお伝えしていきますが、まずその前に、「緊張とは何か？」を知る必要があります。「彼を知り己を知れば百戦殆《あや》うからず」という孫子の言葉のように、まずは「敵」について分析し、できるだけ多くの情報を得ておくことが重要です。

緊張とは何か？　その正体さえ正確に把握できれば、緊張に対する対策、対処法、コントロール法の全てが見えてきます。

今、「敵について分析」といいましたが、そもそも緊張は敵なのでしょうか？　それとも味方なのでしょうか？

緊張は「何か得体の知れないもの」「恐ろしいもの」「マイナスなもの」というイメージでとらえる人は多いでしょう。

「ああ、緊張してきた、どうしよう、どうしよう」

「緊張してきた、困るな、もう嫌だ。この場から逃げ出したい」

「緊張やばい！　平常心に戻さないと」

「緊張しない人がうらやましい。なんで自分は、こんなに緊張に弱いんだ」

緊張に弱い人は、緊張が強まると例外なく「ああ、緊張してきた。まずい！　まずい！」と思うはずです。「緊張してきた。やったー！　うれしい！」と思う人はいないでしょう。

緊張が苦手という人は、緊張を「悪」や「敵」。あるいは、「避けたい状況」。「緊張なんかしない方がいい」ととらえているのです。そして、「緊張しやすい」ことを、何か重大な欠点、短所、コンプレックスと認識し、自分を責めたり過小評価しているのです。

「緊張」を英語にすると「テンション」

あなたの日常生活で、こんな場面はありませんか？

「今日はなんかテンション上がんないなあ」

「調子が出ないので、もっとテンション上げて頑張ろう」

多くの人はテンションを上げたいと思っている。「高いテンション」を多くの人は歓迎します。

ところで、「テンション」の日本語の意味をご存じですか？

「tension」は日本語に訳すと「緊張」です。

私たちは、調子が上がらないときは、「テンションを上げたい」と思っている。つまり、「緊張が低すぎる状態」は、仕事の効率が上がらない、避けるべき状態と認識している。つまり、緊張は完全な敵ではなく、「ある程度必要なものである」とも思っているのです。

超一流アスリートたちの「緊張」のイメージは？

一方、世界で活躍する超一流のアスリートの人たちは、緊張をどのようにとらえているのでしょうか？

例えば、日本を代表するテニスプレーヤー。世界ランキング、最高4位を記録している錦織圭選手。彼のインタビューを引用します。

「毎試合、緊張もしますけれど、それは決して悪いことではないと思うし、その緊張も力に変えられるようになったら強いですよね」

イギリス、イングランドのプレミアリーグ、レスター・シティで活躍する岡崎慎司選手。岡崎選手は、２０１６年プレミアリーグの優勝に大きく貢献、プレミアリーグの優勝を初めて経験した日本人となりました。

２０１７年、イギリスのレスターまで行き、岡崎選手に直接インタビューをすることができました。そのときの私の質問、「岡崎選手は、今でも緊張するんですか？」に対する答えは、

「全ての試合で緊張します。重要な試合に限らず、日々の試合も全て。緊張して当然。逆に緊張しないとまずいと思います」

アメリカ・メジャーリーグで記録的な偉業を成し遂げているイチロー選手は言います。

「緊張しない人はダメだと思う」

つまり、世界で活躍する超一流アスリートたちの緊張のイメージについてまとめると、

- 毎回、緊張する
- 緊張するのが当たり前
- 緊張は必要なもの

ということ。**つまり、「緊張はポジティブなもの」「緊張は、敵ではなく、味方である」と考えているのです。**

緊張が苦手な人は「緊張は敵」と考え、世界的なアスリートは「緊張を味方」と考える。

緊張は敵か、味方か？　実はこの議論は、１００年前にすでに決着しているのです。

最高のパフォーマンスには、緊張は不可欠！

結論から言いますと、「緊張は味方」です。

図1　ヤーキーズ・ドットソンの法則

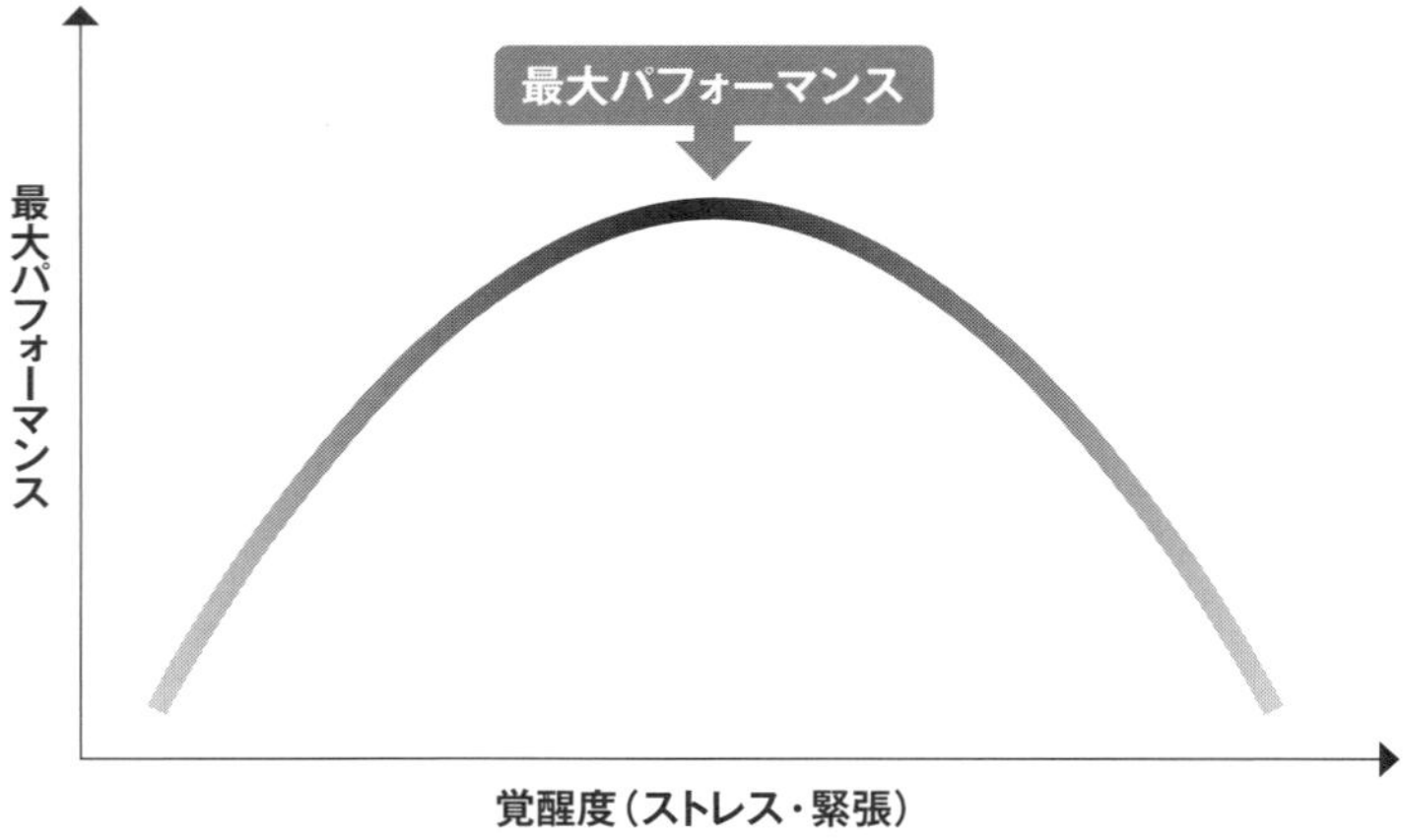

緊張しないよりも、適度に緊張した方が高いパフォーマンスを発揮できることを、１９０８年、ヤーキーズとドットソン博士が心理学実験により明らかにしました。このヤーキーズ・ドットソンの法則は、生理心理学の基本法則とも言われ、その後ヤーキーズ博士はアメリカ心理学会の会長もつとめました。つまり、この法則は極めて信憑性の高い基本的な法則として専門家の間で知られています。

まず、マウスに黒と白の目印を区別するように訓練し、マウスが区別を間違えたときには、電気ショックを流し学習を促します。電気ショックの程度は、強弱を変えて行われました。その結果、電気ショックの程度が強まるに従って、正答

図2　ヤーキーズ・ドットソンの実験結果（生データ）

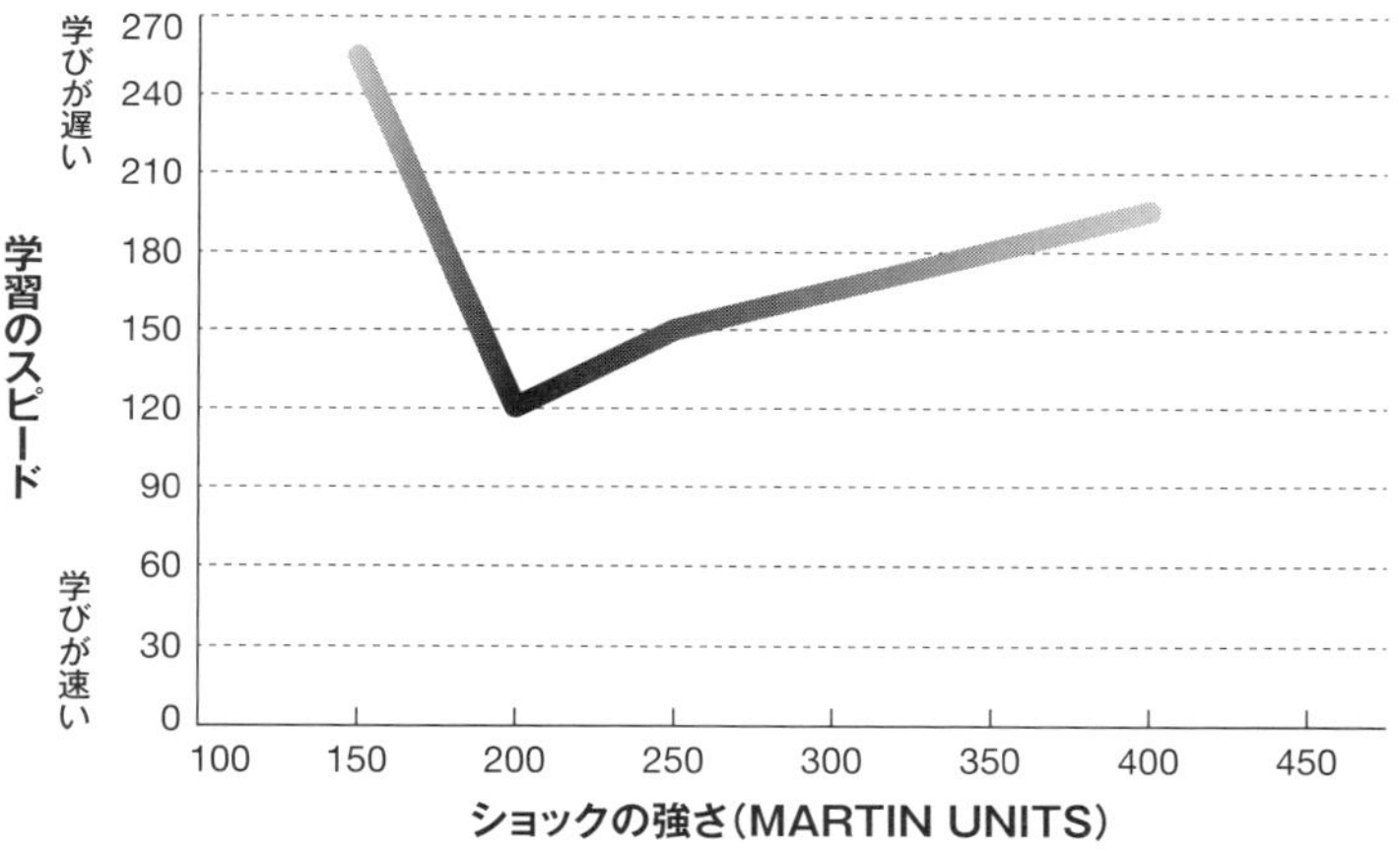

率がアップしていきましたが、最適な強さを上回ると逆に正答率が低下したのです。

つまり、電気ショックの刺激が適度なときに、マウスは最も速く区別を学習し、逆に電気ショックが弱すぎたり、強すぎたりすると、学習能力が低下することがわかったのです。

罰やストレス、緊張などの不快なものが一定量あった方が、パフォーマンスは上昇する。ストレスが強すぎても、弱すぎてもパフォーマンスは低下する。これが、ヤーキーズ・ドットソンの法則です。この法則をわかりやすく模式化したものが図1です。

また、ヤーキーズ・ドットソンの初期

の実験結果（生データ）を示したものが、図2です。難易度の高い課題を与えたときの結果ですが、電気ショックの刺激が弱い場合と比べて刺激が中等度の場合は、学習速度が約2倍。刺激が強すぎる場合と比べて刺激が中等度の場合は、学習速度が約1・6倍の好成績が出ています。つまり、「いい緊張は能力を2倍にする」と言えるわけです。

「ストレスや緊張はない方がいい」と多くの人は考えます。しかし、「ストレスや緊張はある程度あった方がいい」というのが、生理心理学の基本法則です。

最高のパフォーマンスを発揮するためには、緊張は不可欠。緊張は、間違いなく私たちの「味方」なのです。

ただし、一点だけ注意が必要です。マウスの実験で電気ショックが強すぎる場合は、パフォーマンスが下がったように、緊張があまりにも強すぎる状態、「過緊張」の状態では、パフォーマンスは下がります。つまり、**「敵」なのは「過緊張」の状態であり、「適性緊張」の状態は、私たちの最大の味方になってくれるのです。**

ヤーキーズ・ドットソンの実験以後、類似の実験が多数行われました。横軸を「覚醒レベル（刺激レベル）」「意欲レベル」「ノルアドレナリンの濃度」「アドレナリンの濃度」で調べても、やはりパフォーマンスとの関係は、「逆U字型」になることがわかっています。これらをまとめて、「緊張の逆U字理論」と言われます。

図3　緊張の逆U字理論

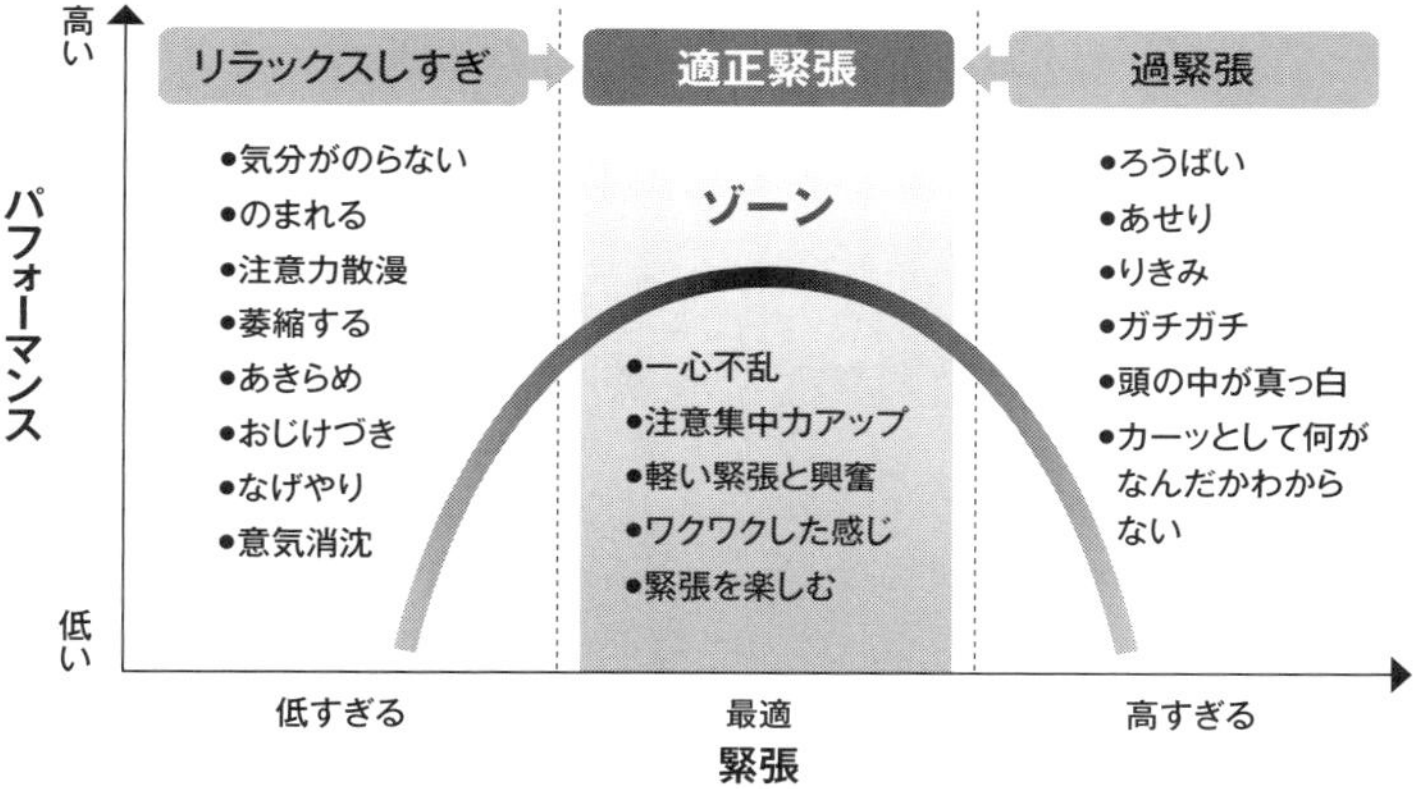

『スポーツメンタルトレーニング教本』（大修館書店）の図を加筆修正

「緊張の逆U字理論」は、スポーツ心理学の分野では極めて有名な理論であり、スポーツ心理学の教科書には、この図（図3）は必ず載っています。

私が講師をつとめた「緊張セミナー」の参加者100人にアンケートしたところ、「緊張の逆U字理論を聞いたことがある」という人は、参加者のたった5％でした。

つまり、「緊張の逆U字理論」は、世界的に活躍するアスリートの人は必ず知っている、「緊張コントロールの常識」というべき理論でありながら、ビジネスマンでこの理論を知っている人はほとんどいないということ。実際、ビジネス書で「緊張の逆U字理論」が紹介されているのを見ることはほとんどありません。

緊張はあった方がいい。適性緊張のときに最大パフォーマンスが発揮される。この心理法則は、アスリートに限らず、全てのビジネスマン、受験生が知っていて損のない法則だと思います。

というよりも、世の中「緊張が苦手」「自分は緊張しやすい」ということで悩んでいる人はものすごくたくさんいるわけですが、そういう人たちに「緊張は味方である」ということを知っていただきたい。それこそが、私が本書を書いた最大の理由です。

「緊張は味方である」ことを真の意味で理解できれば、「緊張」を毛嫌いすることも、過剰に緊張を意識することもなくなる。緊張を味方につけて、重大な場面で最大パフォーマンスを発揮できるようになれば、あなたの人生が変わることは間違いありません。

「緊張は味方」と知るだけでパフォーマンスが上がる!

あなたは今、「緊張は味方である」ことを理解したくらいで、緊張が簡単にコントロールできるはずがない、と思ったかもしれません。

それに関して、ハーバード大学のジャミソン博士が、興味深い研究を発表しています。60

人の学生被験者を２つのグループに分けて、数学の試験を行いました。「緊張はパフォーマンスを高める」という説明を受けたグループと何の説明も受けなかったグループの２つです。

具体的には、以下の内容を説明しました。

「不安な感情はパフォーマンスを下げると考えられていますが、最近の研究では緊張はパフォーマンスを下げない。むしろ不安があった方がパフォーマンスを上げることがわかっています。もし試験中に不安を感じたなら、緊張はあなたの助けになることを思い出してください」

結果は、「説明なし」のグループの平均点は７０５点だったのに対し、「説明あり」のグループは７７０点。「緊張はパフォーマンスを高める」という説明を受けたグループの方が、６５点も高く有意差を持って高得点を出したのです。

これは、**「緊張はパフォーマンスを高める」ということを知っているだけで、より高得点を出すことができた。「緊張はパフォーマンスを高める」を理解するだけで、緊張をコントロールできるようになった、**ということを示します。

無理にリラックスする必要はない

～緊張の逆U字理論

緊張をコントロールする上で極めて重要な「緊張の逆U字理論」（図3）について、もう少し詳しく説明しておきます。

まず逆U字型の中心部。この状態では、注意、集中力が高く、一心不乱で取り組める。軽い緊張と興奮を伴いながら、ワクワクした感じもあります。頭は冴え渡り、全体を見通すことができます。この緊張が最適な状態は、「ゾーン」とも呼ばれますが、緊張が適性な状態であるということで、本書ではわかりやすく「適性緊張」と呼びます。

「適性緊張」よりも緊張が強まる。緊張が高すぎる状態（図3の右側に寄った状態）になると、ろうばい、あせり、りきみが出て、身体がガチガチになり、頭の中が真っ白になります。カーッとして何がなんだかわからない状態になることもあります。この状態は「オーバーヒート」とも呼ばれますが、緊張が過剰な状態ということで、本書ではわかりやすく「過緊張」と呼びます。

「適性緊張」よりも緊張が弱まる。緊張が低すぎる状態（図3の左側に寄った状態）になると、気分がのらない、雰囲気にのまれる、注意散漫、萎縮する、あきらめやすい、おじけづき、なげやり、意気消沈などの症状が表れます。この状態は、緊張が低すぎる状態、「リラックスしすぎ」の状態です。

「リラックスの状態はパフォーマンスが高い」と思う人が多いでしょうが、**「リラックスしすぎ」の状態はいわゆる「テンションが上がらない」状態であり、仕事でも勉強でも、スポーツでもパフォーマンスは高まらないのです。**

つまり、過度にリラックスする必要はないし、「平常心」と呼べる状態まで、心をクールダウンさせる必要はない。あまりにも冷静すぎるのは、むしろマイナスなのです。

「自分は本番に弱くて、全然リラックスできない」という人がいますが、それは完全に間違った考え方だったのです。完全にリラックスする必要も、完全に「平常心」でいる必要もない。成功するために必要なのは、「適度な緊張」です。

「適性緊張」の状態は、言うなれば「緊張」と「リラックス」がちょうどいい感じに混じった状態です。緊張により脳は興奮して注意力、集中力、判断力はピークに達している。それでいて冷静さは保たれ、自分の考えや行動、動き、細かい動作など全てをコントロールできる状態です。

「適性緊張」が極まると、「ボールが止まって見えた」とか「ストップモーションのようにゆっくりと見えた」という現象も起こります。アスリートの間では、その状態は「ゾーン」と

呼ばれます。

適度な緊張がないと、こうしたトップパフォーマンスは絶対に起きないのです。「適性緊張」こそが、最高のパフォーマンスを発揮するのに不可欠な状態。

ですから、「緊張したくない」「リラックスできない」は、完全な間違い。あなたが目指すべきは、「適性緊張」「ほどよい緊張」の状態です。「適性緊張」の状態で、プレゼンテーションは成功し、試験でも自己最高得点をとり、スポーツでは自己最高記録を出し、素晴らしい楽器の演奏ができる。

適正緊張こそが、私たちの「最強の味方」であることを、まず理解してください。

「緊張のスピードメーター」を調整しよう

適性緊張の状態でパフォーマンスは最大化する。これを知っていると、私たちの気持ちは非常に楽になります。緊張は敵ではない「適度に」緊張した方がいいのです。

重要なのはこの「適度」ということ。どこまでが「適度」といえるのか。そして、「適度」でない場合は、どうやって「適度」に持っていくのか。そのためには、「緊張のスピードメー

図4　緊張のスピードメーター

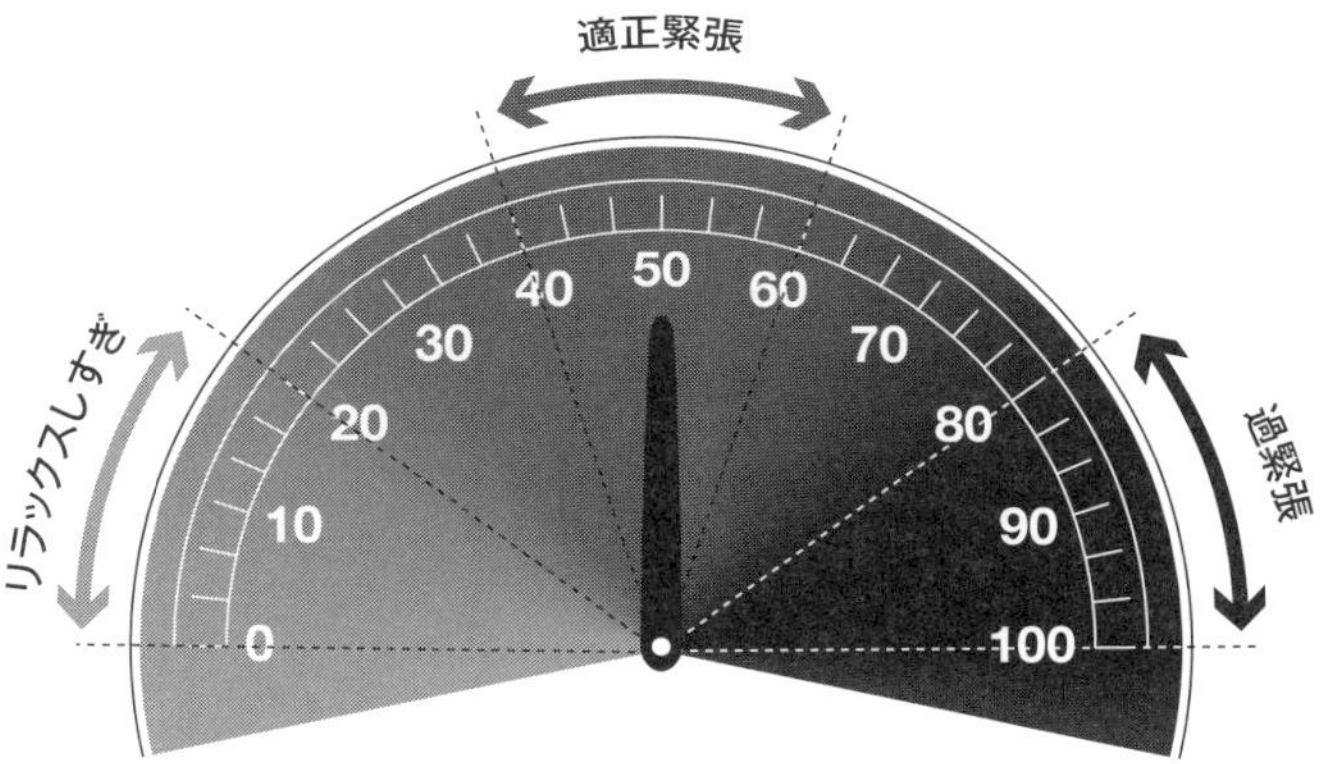

ター」を使います。

図４のようなスピードメーターを、頭の中でイメージしてください。

適性緊張の状態を時速50キロ。最も緊張した状態を時速１００キロ。最もリラックスした状態を時速０キロとします。

そして、試験やプレゼンテーションなどの本番直前、自分の緊張状態を「０から１００までの数字」で表現してください。

90〜１００の状態であれば「過緊張」、つまりスピードの出しすぎで危険な状態。ブレーキを踏んでスピードを落とす必要があります。

0〜20くらいの状態だとリラックスしすぎ。アクセルを踏んで、もう少しテンションを上げた方がいいでしょう。

「感情」という数字にしづらいものを、敢えて「数値化」することで自分の内面を客観的に見られるようになる。「すごい緊張している」と思っても数字で言うと「70くらいかな」ということになると、「少しだけブレーキを踏めば大丈夫か」と、自分でもわかります。「90」や「100」でなければ大丈夫なのです。

過緊張で起きる症状は、ある程度覚えておくといいでしょう。

1　身体がこわばる
2　手や足が震える
3　冷や汗が出る
4　表情がこわばる
5　コントロールが利かない
6　頭が真っ白になる
7　心臓がドキドキする

つまり、これらの症状が出ていないのであれば、緊張レベルが「90～100」にまで高まっている、ということではないのです。

自分で「すごく緊張している」と思っても、数値化してみると「70」程度であったり、あるいは「適性緊張」の範囲だったりすることも多いのです。

正しく「緊張の数値化」をするためには、普段から数値化する練習が必要です。普段から練習することで自己洞察力が高まり、本番でも正しく「数値化」できるようになります。

さて、過緊張の場合は、ブレーキを踏め。「リラックスしすぎ」ならアクセルを踏め。といいましたが、緊張における「ブレーキ」と「アクセル」とは何なのでしょうか？

続いて、それについて説明していきます。

緊張の原因はたったの３つ

本書の執筆にあたり、緊張について徹底的に分析しました。過去の緊張について書かれた本をほとんど全て読み、私が主催する勉強会「樺沢塾」（会員数８００人）、「緊張力セミナー」（参加者１００人）でも緊張についてのアンケートを行い、実際に「緊張しやすい」という人から、どういうシチュエーションで緊張しやすいのかを直接インタビューしました。

緊張がピークまで高まり、過緊張の状態になると「心の変化」だけではなく、先ほど説明した「身体の変化」の７パターンが起こってきます。これらはなぜ起きるのか？　その理由を科学的に分析したところ、「3つの原因」が浮かび上がったのです。

「身体がこわばる」「手や足が震える」「冷や汗が出る」は、交感神経が優位になっている状態です。「表情がこわばる」「コントロールが利かない」は、脳内物質のセロトニンが下がっている状態です。「頭が真っ白になる」「心臓がドキドキする」のは、脳内物質のノルアドレナリンが高すぎるからです。

過緊張の状態では、「交感神経が優位」「セロトニンが低い」「ノルアドレナリンが高い」の3つのうちどれか。あるいは3つの要素が組み合わさり、同時に起こっているから引き起こされるのです。

あなたは「緊張」を、「何かとらえどころがないもの」「正体不明で恐ろしいもの」というイメージでとらえていたと思います。

しかし、科学的に分析すれば、**緊張の原因は「交感神経が優位」「セロトニンが低い」「ノルアドレナリンが高い」のたったの3つしかないのです**。そして、この3つの原因に対して、しっかりと対策を行えば、緊張は完全にコントロールできます。

「交感神経が優位」なときは、交感神経にブレーキをかける「副交感神経を優位」にすればいい。「セロトニンが低い」のであれば、セロトニンを高めればいい。「ノルアドレナリンが高い」ときは、ノルアドレナリンを下げればいい。緊張の原因はたったの3つ、そして緊張

図5　緊張コントロールの全体像

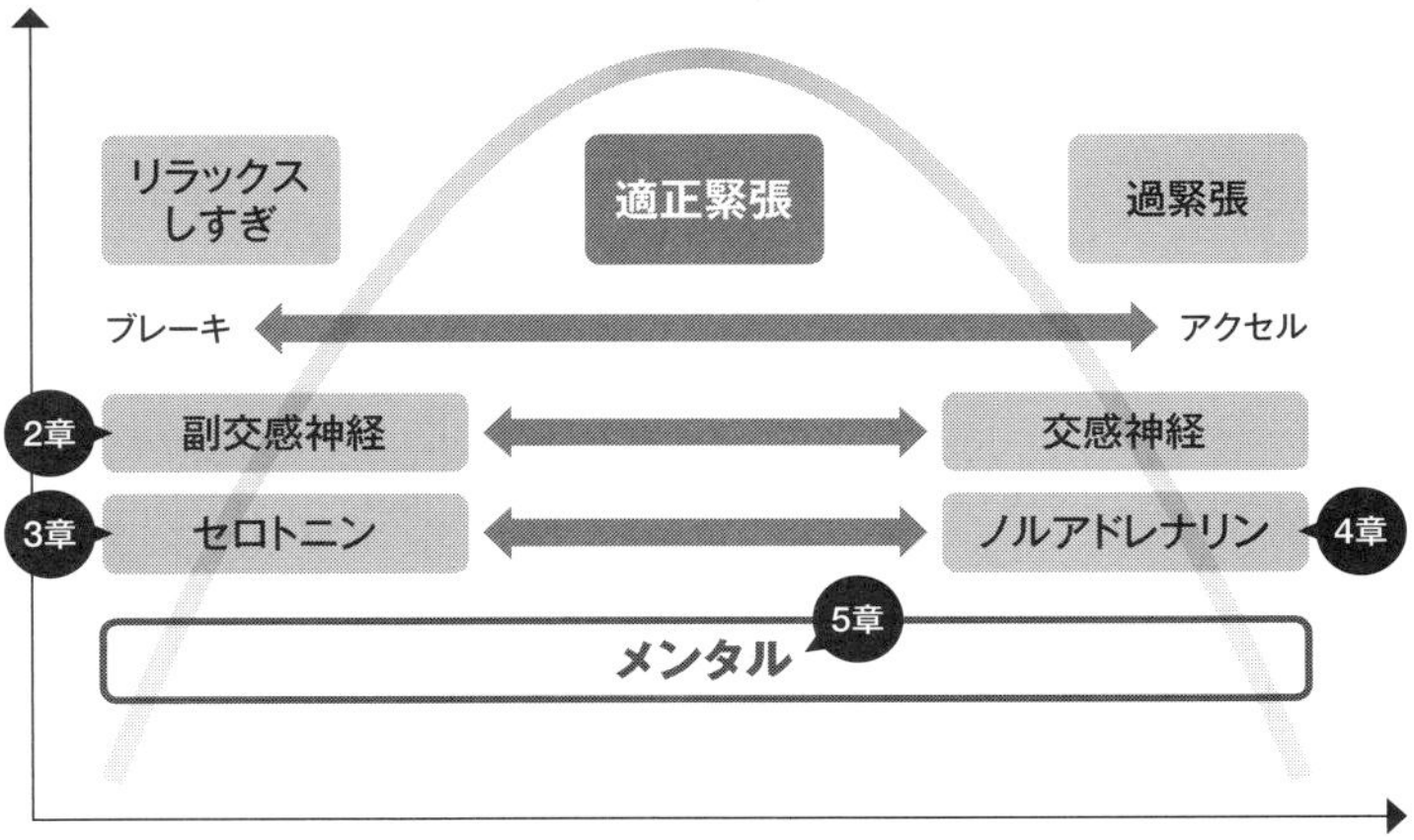

コントロールの方法も、この3つしかないのです。

さらに整理すると、副交感神経と交感神経は、ブレーキとアクセルの関係にあります。そして、セロトニンとノルアドレナリンも、ブレーキとアクセルの関係にあります。つまり。「副交感神経〜交感神経」の軸と「セロトニン〜ノルアドレナリン」の軸。この2つの軸に関して、ブレーキやアクセルを踏むだけで、緊張は完全にコントロールできるのです（図5）。

人間は、正体不明なもの。未知なもの。ハッキリしないもの。得体の知れないものに対して、「恐怖」と「不安」を持ちます。しかし、正体がわかれば、「なんだそんなことか」と恐怖や不安も消失します。

緊張とは、所詮「神経と脳内物質の変化」にすぎません。得体の知れない感情が、わけもなく湧き上がってくるものではなかったのです。

緊張の正体がわかった今、あなたの緊張に対する恐怖感は、多少、やわらいだのではないでしょうか。

さて、緊張の正体がわかったところで、次章から緊張の3つの原因それぞれに対しての対策。あなたが一番知りたかった「緊張のコントロール法」について具体的にお伝えしていきます。

第2章では「副交感神経」について、第3章では「セロトニン」。第4章では「ノルアドレナリン」について説明します。そして、第5章では、こうした脳内物質や自律神経をコントロールする「基盤」「基礎」とも言える「メンタル」について解説します。

第2章

副交感神経を優位にする

緊張を味方にする第1戦略

副交感神経が緊張を緩和する

緊張には3つの原因があります。その1番目が「交感神経が優位」であること。したがって交感神経を抑えて、リラックスの神経、副交感神経に切り替えることが、緊張を味方にする第1戦略となります。

交感神経と副交感神経。名前くらいは聞いたことがあるでしょうが、具体的にどのような神経なのでしょう?

交感神経とは、別名「昼の神経」とも呼ばれ、昼に活動する神経です。副交感神経は「夜の神経」とも言われ、夜リラックスしているとき、あるいは寝ている間に優位になります。

交感神経と副交感神経を併せて、「自律神経」と呼ばれます。自律神経は、全身の様々な臓器に対してコントロールする役割を担っていて、交感神経がアクセルで副交感神経がブレーキです。

交感神経が優位になると、心拍数、血圧、呼吸数、体温が上がり、筋肉は緊張します。一方、副交感神経が優位になると、その逆の反応、心拍数、血圧、呼吸数、体温が下がり、筋肉は弛緩します(表2)。

交感神経が優位になると「緊張」が強まると同時に、全身の活動性も高まります。副交感

表2　交感神経と副交感神経の違い

自律神経	交感神経	副交感神経
昼と夜	昼の神経	夜の神経
活動と休息	活動モード	休息モード
精神活動	緊張	リラックス
心拍数	↑	↓
血圧	↑	↓
呼吸数	↑	↓
呼吸の質	浅い呼吸、吸気	深い呼吸、呼気
体温	↑	↓
筋緊張	緊張	弛緩
消化管運動	↓	↑
血糖	↑	↓
瞳孔	散大	縮小
汗	↑	—
だ液	↓	↑

神経が優位になると、「リラックス」の状態。全身は「休息」モードになります。

交感神経と副交感神経は、昼と夜とで入れ替わるということもありますが、同じ日中でも激しく活動すれば交感神経がより優位になり、休息したりリラックスすると副交感神経が優位になります。

例えば、「電車に遅れそうだ」ということで、20メートルほど全力疾走します。心臓はドキドキ。息はゼーゼー。身体も熱くなりますが、これが交感神経優位な状態です。

自律神経は、身体と密接に連動しています。心臓や肺、筋肉、体温などをコントロールするのが自律神経の役割です。

過緊張の状態では、交感神経が優位になっています。ですから、交感神経から副交感神経へ切り替えてあげれば、緊張は収まりリラックスに変わるのです。

自律神経は、心臓、肺、筋肉などの各臓器をコントロールしているのですが、同時に各臓器からも自律神経へのフィードバック機能があります。「交感神経優位→心拍数アップ」という司令がある一方で、その逆に「心拍数ダウン→副交感神経優位」という司令が送られるのです。心臓の拍動がゆっくりになっているのに、交感神経の司令（心臓を動かせ！）が送られ続けると、矛盾した状態に陥ります。つまり、**各臓器の働きを調節することで、自律神経を動かす。交感神経や副交感神経を自ら操作することが可能となります。**

自律神経が強く影響を与える主要な５つの要素は、血圧、心拍数、体温、呼吸数、筋緊張です。この中で、自分の意思でコントロールできるのは、どれでしょう?

イスに座った状態で、心拍数を１６０にアップさせたり、体温を1度上昇させることができる人はいません。しかし、「呼吸」だけは自分でコントロールできます。「ゆっくり呼吸しよう」と意識するだけで、呼吸はゆっくりになります。

また、筋肉の緊張は、「ストレッチをする」「マッサージをする」など、外的な働きかけによって、簡単にほぐすことができます。

ゆっくり呼吸をする。筋肉の緊張をほぐす。この２つの方法によって、副交感神経が優位になり、精神的な緊張も同時に緩和されるのです。

それでは、交感神経から副交感神経へと切り替える具体的な方法について、詳しく解説していきます。

深呼吸

「深呼吸」は、究極の緊張緩和法

交感神経から副交感神経に切り替える。副交感神経を優位にする最も簡単な方法は、「深呼吸」です。心拍数や体温は自分の意思でコントロールできませんが、「呼吸」だけは、自分の意思で簡単にコントロールすることができます。副交感神経が優位になると呼吸はゆっくりになりますが、その逆も真なりで、呼吸をゆっくりするだけで副交感神経が優位になるのです。

たった1分の深呼吸で、「過緊張」を「適性緊張」に持っていくことができるのです。深呼吸の重要性については、今までに出版されている「緊張本」や「あがり症本」にも、必ず書かれています。最も簡単で、最も効果がある最強の緊張コントロール術、それが「深呼吸」です。

緊張を強める悪魔の呼吸法

深呼吸の重要性については、私の過去の著書にも何度も登場していますし、私のYouTube

「精神科医・樺沢紫苑の樺チャンネル」(http://www.youtube.com/webshinmaster) でも、「深呼吸するだけで緊張はほぐれる」という内容を何度も配信しています。

しかし、そのYouTubeのコメント欄には「深呼吸しても、全然効果がありません!」「深呼吸したくらいで緊張は収まらない!」といった、深呼吸に対する否定的な書き込みが多数見られるのです。

「きちんと深呼吸を行えば、たった1分でも、間違いなく交感神経から副交感神経に切り替わるのに、どうして深呼吸で過緊張が緩和されない人がいるんだろう?」という疑問が生まれました。医学の仕組み、根本的な身体の仕組みですから、例外などないはずなのです。

そんな疑問をいだいていたある日、ある試験会場でたまたま深呼吸をしている人を見かけました。その人は、緊張した面持ちで、深呼吸で過緊張をやわらげようと必死に深呼吸をしていました。スーハー、スーハー。3秒で息を吸って、3秒で息を吐く。ものすごく速いペースの呼吸です。

私は、これを見た瞬間に思ったのです。「あっ、これダメなパターンの深呼吸だ!」

本人は深呼吸をしているつもりでも、それは深呼吸ではない。むしろ、過呼吸です。交感神経を優位にする。緊張を強めてしまう「悪魔の呼吸法」を、彼はやっていたのです。

この瞬間に、「深呼吸をしても過緊張が収まらない人」がいる理由がわかりました!

深呼吸の方法が、完全に間違っていたのです。**呼吸が浅く、呼吸回数も多い、間違った深呼吸では、緊張をやわらげる効果は全くないのです。それどころか、逆に交感神経を優位にして、緊張を強めてしまいます。**

深呼吸をするのなら、正しい方法で。しかし、考えてみると、「正しい深呼吸の方法」を私たちは人から習ったことはありません。ヨガや瞑想、あるいは発声法を習ったり、ボイストレーニングを受けたことがある人は、正しい呼吸法、深呼吸や腹式呼吸の方法を知っているでしょうが、そうした経験のない人は「正しい深呼吸の方法」を知らないのです。

つまり、「緊張しすぎたら深呼吸をしなさい」と言われても、我流でやるしかない。正しい深呼吸、腹式呼吸ができるはずもなく、むしろ「間違った深呼吸」をしている人も多いのです。

副交感神経に切り替える深呼吸。過緊張を緩和する深呼吸は、正しい方法で行わないと全く効果が表れません。

死に直面しても動じない！
～1400年続く古武術の緊張コントロール奥義

私は、2年ほど前から古武術を習っています。週1回、道場に通って稽古をしています。

習っている内容は、居合、剣術、柔術、瞑想など多岐に渡ります。

なぜ私が、古武術を習おうと思ったのか。それは、「セルフコントロール」の重要性を強く感じるようになったからです。心と身体を自分自身の思うがままに動かしたい。50歳を超えると、体力も記憶力も集中力も衰えを感じます。それを「何とかしないと」という焦り。特に、本を執筆するには長時間持続する集中力が必要です。そこで、集中力を最強レベルまで鍛える方法はないのか。「セルフコントロール」力を鍛錬したいと思い、いろいろな方法を試す中、最後に出会ったのが「古武術」だったのです。

私が習っている「九曜流居合平法」は、飛鳥時代から1400年続く伝統ある流派です。鎧を着て戦場で戦うための武術です。「平法」というのは、戦場の生きるか死ぬか、命がかかった極めて緊迫した場面において、平常心でいられる方法という意味でもあります。まさに、「緊張をコントロールする術」がその根底に流れているわけです。

戦場で敵と1対1で対峙したとき、緊張が強いと、筋肉がこわばりますから瞬発力が出ません。0・1秒の遅れが勝負を決める。というか、0・1秒遅れると確実に死ぬ世界です。ですから、剣と剣を向け合った状態において、より緊張をコントロールしている方が勝負に勝つのです。

死ぬか生きるかという究極の場面において、緊張をコントロールすることができれば、試験やプレゼンテーション、発表会などの場面での緊張は、全く恐れるに足りません。楽勝で乗り切れます。

死ぬか生きるかという究極の場面において、緊張を完全にコントロールする方法。知りたいですよね？　しかしその方法は、うちの流派の「奥義」。門外不出ということになるので、お伝えすることはできません。

と思ったのですが、今回、特別に師匠にお願いして、そのエッセンスの部分を本書で公開する許可を得ました。

どんなに緊迫した場面でも、過緊張に陥ることなく、最高のパフォーマンスを発揮する方法。それは、……**30秒1呼吸**です。

我々が型の稽古をする場合、「30秒1呼吸」で稽古をします。3から5秒で息を吸って、25秒かけてゆっくりと息を吐く。それを静止した状態ではなく、刀を振りながら動きの中で行います。最初は息が続かないのでかなり大変です。現在の私はまだまだ修行中の身なので、「30秒1呼吸」は十分にできませんが、最終的にそれを目指すということです。

そして、それができるようになると、戦場においても過緊張することもなく、最大のパフォーマンスを発揮できるのです。

「30秒1呼吸」、つまり言い換えると「深呼吸」です。それも、かなり深く長い深呼吸です。

横隔膜を使った腹式呼吸で呼気の長い深呼吸は、副交感神経を優位にします。つまり、交感神経を鎮めて、副交感神経に切り替える最強の方法が、「30秒1呼吸」ともいえます。

偶然ではありますが、4500年の歴史があるといわれるヨガでも同じことがいえます。ヨガでは、1ポーズ30秒。1ポーズ1呼吸ということが言われます。つまり、ヨガでも、30秒1呼吸が推奨されるのです。

セルフコントロール。緊張のコントロールの鍵は、「呼吸法」に行き着くのです。

正しい深呼吸、間違った深呼吸

さて、いよいよ緊張をコントロールする正しい呼吸法についてお伝えしていきますが、「正しい深呼吸」を説明する前に「間違った深呼吸」の例を挙げた方がわかりやすいと思います。

間違った深呼吸とは、

1 呼吸が浅い
2 呼吸回数が多い
3 「吸う」に意識が集中している
4 吸気の時間が長い

の4つです。

交感神経が優位になると、呼吸が浅くなり、呼吸の回数が増えます。ですから、逆も真なりで、浅い呼吸で呼吸回数が多いと、交感神経が優位になり緊張が強まるのです。

極端な例が「過呼吸」です。ハーハーハーと、短く浅い呼吸が止まらなくなってしまうのが「過呼吸」です。過呼吸では呼吸するほど緊張、不安、恐怖が強まり、ひどい場合はパニック状態に陥ります。私も精神科医として過呼吸の患者さんを何度も見ていますが、呼吸するほどに不安や恐怖感がドンドン強まっていくのです。

このように間違った呼吸をすると、「過緊張をやわらげる」とは全く逆に緊張が強まり、完全に取り乱した状態になってしまいます。

呼吸に関する重要な法則があります。それは、**副交感神経は息を吐いているときに活発になり、逆に交感神経は息を吸っているときに活発になることです。**

「吸う」ことに意識を集中してしまうと、交感神経が優位になります。ですから、深呼吸のときは「息を吸う」というよりも、息を吐ききって空っぽになった肺に、自然に息が流れ込む状態が理想的です。「息を吸う」のではなく、勝手に空気が流れ込むイメージです。

また、吸気の時間に対して、呼気の時間は最低でも倍以上はとらないと、副交感神経が優位になりません。例えば、吸気5秒だとすれば、10秒以上かけて息を吐くことが必要です。

間違った深呼吸がわかれば、正しい深呼吸の方法も見えてきます。

正しい深呼吸の方法は、

1　全て息を吐ききる
2　細く長く吐く
3　腹式呼吸（横隔膜を上下させる）
4　呼気は吸気の2倍以上の時間で
5　10秒以上かけて吐く

一番重要なのは、「全て息を吐ききる」ということ。全て息を吐ききった瞬間に副交感神経にスイッチが入るといいます。ただ息を吐いても、息が残っている状態では、副交感神経の切り替え効果は不十分です。

誰でもできる！　～1分深呼吸法のすすめ

具体的にどのように深呼吸をしていけばいいのか。1分間で3回の深呼吸をする「1分3回深呼吸」をやってみましょう。

1　5秒で鼻から息を吸う　（5秒）
2　10秒かけて口から息を吐く　（10秒）

3　さらに5秒かけて、肺にある空気を全て吐ききる（5秒）

5秒で息を吸い、15秒かけて吐く。1サイクル20秒ですから、3回繰り返すとちょうど60秒、1分になります。

たった1分でも過緊張を鎮める効果は絶大です。もし、まだ過緊張が鎮まらないようであれば、2分、3分と続けてください。

息を吸うときは、お腹を膨らませるように、腰や背中も膨らませるイメージで、横隔膜を下に押し下げるようにします。

息を吐くときは、横隔膜を上に押し上げるようにして、息を吐いていきます。ストローで息を吐くように、均等に長く息を吐きます。10秒かけて口から息を吐いたら、残りの5秒で肺に残った息を全て完全に吐き出すつもりで、息を吐いてください。お腹と背中がくっつくくらいのイメージで、全ての息を吐き出してください。

次に、横隔膜を下げると、空っぽの肺に自然に空気が流れ込みます。この息を吸うときに「息を吸おう」と意識すると交感神経が優位になってしまいます。息を吸うのではなく、「息が流れ込む」感じです。「息を吸おう」と強く意識して、また肺を使って大きく息を吸い込むと、交感神経が優位になってしまいますので注意してください。

5秒で息を吸い、15秒かけて吐く。慣れてくると「呼気」の時間が長くとれるようになると思います。そうしたら、呼気の時間を20秒、25秒と延長していきましょう。

吸気5秒、呼気25秒。30秒1呼吸ができるようになれば、かなりの上級者といえます。

「1分深呼吸法」は、いつでもどこでも、たった1分でできますので、暇な時間、スキマ時間を使って練習しましょう。

深呼吸には練習が必要！

「緊張しやすい人」というのは、もともと呼吸が浅い人が多いです。また、緊張した状態では、交感神経優位になるので、呼吸は浅くなります。

そのため、呼吸が浅いから緊張しやすい。もともとの呼吸が浅いので、深く息を吐く「深呼吸」もうまくできない。結果として、「過緊張」から抜けられない。このような悪しき連鎖に陥ってしまいがちです。

ではどうすればいいのか？　普段から「深呼吸」を練習することです。つまり、**緊張をコントロールするためには、日々、深呼吸の練習が必要である**ということ。実際、私は毎日、瞑想をしています。瞑想は格好の深呼吸の練習と言えます。また、ぎゅうぎゅう詰めの満員電車で、読書ができないときは深呼吸の練習をします。

普段から、深い呼吸をできるようにしておく。それでいざというとき、試験やプレゼンや発表会などの本番で、しっかりと副交感神経に切り替える「正しい深呼吸」ができるというわけです。

満員電車は深呼吸練習の絶好のチャンス

ぎゅうぎゅう詰めの満員電車。乗っているだけでものすごいストレスで、非常に嫌な気分に襲われます。こういうときは、交感神経が優位になっています。そして、こうしたストレスがかかってムカッとしたとき、イラッとしたときは、深呼吸練習の絶好のチャンスになります。

１分間深呼吸をして、ムカッとした気分、イラッとした気分が、スーッと消失していくのなら、それは副交感神経に切り替わっている、正しい深呼吸ができている証拠です。

もしイラッとした気分か収まらない場合は、副交感神経に切り替わっていないということ。深呼吸の方法が間違っているのか、あるいは深呼吸の時間が足りないのか。気分をコントロールできるように、深呼吸を続けてください。

イラッと、ムカッとしたシュチエーションで、深呼吸によって感情がコントロールできるようになれば、あなたは緊張するイベント本番でも、間違いなく深呼吸によって緊張をコントロールすることができます。

練習の段階で感情のコントロールが不十分な人は、さらに強烈な緊張が襲ってくる本番で、緊張をコントロールすることは難しいでしょう。真剣に、深呼吸の練習を行ってください。

逆境を活用する　～深呼吸の負荷トレーニング

満員電車以外にも深呼吸が練習できるシチュエーションがあります。それは上司に叱られたときです。

例えば「お前何やっているんだ、こんな大失敗して」と上司が怒りをぶつけてきたとします。

あなたは、「俺、全然悪くないんだけど。どう見ても相手の会社の責任なんだけど」と思うかもしれませんが、それを言葉に出すと支障をきたすのでぐっとこらえます。しかし内心はムシャクシャしています。

そんなときは、「わかりました」と言いながら、ふーっとゆっくり深呼吸をするのです。上司は小言を言い続けているでしょうが、話を聞きながらゆっくり深呼吸をしてみましょう。ムシャクシャした感情が、スーッと消えていくのがわかります。

クレームの電話対応も同じです。怒鳴り散らすクレーマーに、こちらは冷静に話そうとするものの、相手は怒鳴り続け、苛立ち猛烈なストレスがかかります。

そういうときも、ゆっくり深呼吸をしてください。深呼吸をしながら話を聞くのです。

このように、**負荷がかかった状況、ストレスが強い状況で深呼吸の練習をすることで、本当に効果が出る、より実践的な深呼吸を身につけることができる**ようになります。

静かな場所で瞑想しながらの呼吸練習もいいですが、それでは「本番」に本当に効果を発揮してくれるかどうかわかりません。実践で必ず効果を発揮する深呼吸を身につけるためにも、ムカッ、イラッとしたときは、すかさず深呼吸をする癖をつけてほしいと思います。

ストレスの強い、実践さながらの場面で深呼吸による感情のコントロールができるようになっていれば、「イベント本番」でも無理なく緊張をコントロールすることができるでしょう。

例えば、受験生の方に「緊張しすぎたら深呼吸をしよう」とアドバイスしますが、本当に緊張したときは「深呼吸する」こと自体を忘れてしまうのです。そうならないためには、普段から緊張したり、ムカッとしたり、カッとしそうになったときに、すぐ深呼吸をすることを習慣にしておく必要があります。普段から深呼吸をする習慣がない人が、頭が真っ白になった過緊張の状態では、「深呼吸をしよう」という考えすら浮かびません。

「ちょっと緊張したら、深呼吸」「ちょっとムカッとしたら、深呼吸」。条件反射的に深呼吸ができるようになっていないといけません。それでこそ、本番でも忘れずに、絶妙のタイミングで、深呼吸によって危機を回避できるのです。

とにかく、普段から深呼吸を練習して、習慣にしてください。1日1分の練習でいいので、続けていれば、必ず習慣になります。

試験開始1分前にリラックスする方法

試験会場で、答案用紙が配られて、あと1分で試験開始という状況。これが最も過緊張しやすい瞬間ともいえます。試験が始まってしまえば、「もうやるしかない」という気分になりますが、この試験開始1分前が最も緊張し、嫌な気分に支配されます。

そんな時にやってほしいのが、時計の文字盤を見ながらの「1分間呼吸法」です。

まず、腕時計の文字盤を見て、秒針が「12時」のところ、0秒にきたら、5秒で息を吸います。次の10秒で、ゆっくり息を吐き、さらに次の5秒で完全に息を吐ききります。ここで、秒針は「4時」のところにきています。

このように、秒針を見ながら「1分間呼吸法」をやってみましょう。やるとわかりますが、結構、忙しいです。つまり、呼吸以外のことが全く考えられない状態になります。「難しい問題が出たらどうしよう」とか「時間内に全て解けなかったらどうしよう」とか、余計な心配や不安が湧き上がる余地が全くなくなります。

目は「文字盤を見る」ことだけに集中し、身体は「呼吸をする」ことだけに集中します。そ

うすれば、それ以外のことは全く考えられなくなります。あっという間に1分がすぎて「試験開始」がコールされます。そのときには、20秒の3回呼吸で副交感神経が優位になり、緊張もちょうどいい状態に調整され、最高のパフォーマンスで試験をスタートすることができるのです。

プレゼンテーションや音楽の演奏会などでも、スタートの1分前が最も緊張しますので、その1分を「1分間呼吸法」でしのいでください。

副交感神経切り替え術 2

ゆっくり話す

～戦場カメラマン式緊張緩和法

スタート前の緊張コントロール法として、深呼吸の使い方はわかったと思います。

では、プレゼンテーションの最中。人前で話しているその瞬間に、緊張が強まりすぎたらどうすればいいのでしょう？　言葉を中断して深呼吸をするわけにもいきません。話し続けながら、過緊張を緩和する方法はないのでしょうか？

いい方法があります。「戦場カメラマン式緊張緩和法」です。

戦場カメラマンの渡部陽一さんをご存じでしょうか。「わたしは、…わたなべよういちと…

申します。戦場…カメラマンを…しております」のように、ものすごくゆっくりと、噛みくだくように喋る方です。この「ゆっくりしゃべる」というのは、過緊張を緩和するしゃべり方としてとてもお勧めです。

「緊張したら早口になる」という話は、よく聞くと思います。これは事実です。

なぜ緊張すると早口になるのでしょうか。緊張すると呼吸は浅くなります。呼吸が浅い状態で、一文をゆっくりしゃべると最後までしゃべれないかもしれません。したがって、自然と早口になってしまうのです。つまり、**「早口になる」というのは、「呼吸が浅い」こと、「交感神経が優位になっている」こと、「緊張している」ことの証拠**なのです。

そこで、プレゼンテーションやスピーチなど、人前で話しているときに緊張しすぎたら、「話すスピードを3割ダウンする」ことを意識してください。

「3割ダウンって遅すぎるんじゃないの?」と思うかもしれませんが、「3割ダウン」を意識して、実際は「1割ダウン」くらいのちょうどよいスピードになります。最初から「1割ダウン」のつもりで話すと、話すスピードがあまり変わらないということになります。

ゆっくり話すためには、息を大きく深く吸う必要があります。つまり、「ゆっくり話す」を意識するだけで、深呼吸と同様の副交感神経を優位にする効果が得られる、というわけです。

「早口」は緊張のアクセルであり、「ゆっくりしゃべる」は緊張のブレーキとなります。

15秒の間が心の余裕を作る

あるいは、話と話の節目に、「15秒」の間《ま》を入れてください。そして、その15秒で深呼吸をしましょう。３分や５分の短いスピーチで15秒の間は長すぎますが、30分、１時間の長い講演の場合は、話題転換のタイミングで15秒ほどの「間」を入れると、参加者も話を理解したり、整理する時間になるので、参加者の理解度、満足度も高まります。

話し手としては、「15秒」の間は、ものすごく長く感じるかもしれませんが、参加者の側からすると、「ほんの一呼吸」程度にしか感じられないものです。

また、緊張している話者が「15秒」の間をとったつもりでも、実際は「10秒」程度になってしまうので、そのくらいがちょうどいい間になっているのです。

「ゆっくり話す」だけで「怒り」はコントロールできる

「ゆっくり話す」ことは、「怒り」のコントロールにも非常に有効です。

クレーム対応のとき、先方がものすごい剣幕で、早口でまくしたててくる、という場面があると思います。「怒り」とは、「緊張」よりも激しい神経の興奮状態ですから、「早口」になるのです。

その場合、相手の「早口」につられて、こちらも「早口」になるとともに、売り言葉に買い言葉で、相手の「怒り」に巻き込まれて、こちらも怒りがこみ上げてキレやすくなります。ここでクレーム対応の側がキレてしまうと、先方は怒り心頭の状態となり、クレームがこじれて大変なことになります。ビジネスの現場ではよくある話です。

その場合、**「ゆっくり話す」ことを意識すると、相手の「怒り」にのみ込まれない。いつも通りの平常心で対応することができます。**

「まったく…おっしゃる通りで…ございますが…弊社としましても…最善の方向で…対応させていただいて…おります」

渡部陽一さんのように、ゆっくりと噛みくだくように話すと、不思議なことに相手の話す速度が徐々にダウンしてきて、相手の怒りも収まってくるのです。

心理学では、これを「感情伝染」といいます。相手の「怒り」がコチラに伝染して怒ってしまうのではなく、「冷静」なコチラの感情を相手に伝染させて、相手の感情をクールダウンさせる。やるべきことは、「ゆっくりしゃべるだけ」です。

私の患者さんでも、「副作用が出た！　どうしてくれる！」とものすごい剣幕で怒鳴りちらすような方がたまにいらっしゃいます。その場合は物腰を柔らかく、ゆっくりとしたスピードで丁寧に話すようにする。それだけで、5分もすれば落ち着いた状態になるのです。

話すスピードを変えるだけで、副交感神経と交感神経。緊張や怒りなどを自由にコントロールできる。「戦場カメラマン式緊張緩和法」は、ものすごく便利な心理テクニックです。

副交感神経切り替え術 3

筋肉をほぐす

オリンピックや世界陸上。世界トップレベルのアスリートたちは、スタート直前に何をしているでしょう？　激しく身体を動かして「アップ」をしているのかと思いきや、意外にも軽いストレッチをしている人が多いのです。

その理由は、「筋肉をほぐす」だけで、心も身体もリラックスできるからです。交感神経が優位になると筋肉がこわばり、副交感神経が優位になると筋肉が弛緩する（ゆるむ）。逆も真なりで、筋肉をゆるめてあげるだけで、副交感神経が優位になり、「過緊張」から解き放され、最高パフォーマンスを発揮する「適性緊張」に持っていくことができるのです。

筋肉をほぐすと、リラックスできる。小難しい理論を述べなくても、誰でも体験したことがあるはず。プロのマッサージ師にマッサージをしてもらうと、ものすごく気持ちがいいですよね。癒やされます。心も身体もリラックスして、眠くなります。マッサージにリラックス効果があることは、誰でも体験的に知っているはずです。

では緊張すると、なぜ筋肉がこわばるのでしょう。

緊張というのは、原始人が猛獣と出会ったときの反応と同じです。「闘う」か「逃げる」かの二者択一の状態。「闘う」にしろ「逃げる」にしろ、筋肉を最大パフォーマンスで使う必要がありますから、交感神経は心拍数を上げ、内臓への血流を抑えて、筋肉に血液を送り込むのです。

しかし、過緊張の状態では、心臓もドキドキしすぎて、必要以上の血液が筋肉に送られてしまう。結果として筋肉のこわばり。身体がガチガチになる。などの過剰な「筋緊張」の状態に陥るのです。

その対処法は簡単です。マッサージやストレッチによって、筋肉をほぐせばいいのです。**筋肉がほぐれれば、副交感神経が優位になり、筋肉が適性な緊張レベルになると同時に、精神的にも「適性緊張」のレベルに収まります。**

試験の前のイスに座った状態。あるいは、プレゼン開始1分前の立った状態で、どんなストレッチができるのか。どんなストレッチが効果的なのか。

いつでもどこでも簡単にできて効果抜群のストレッチ法を紹介します。

①首まわし

緊張すると首周りや肩に力が入る人が多いです。そこで最も簡単にできるストレッチは、首を回すということ。首を時計回りに回し、次にその反対に回す。2度、3度首を回すだけで、首周りの筋肉はかなりほぐれます。

②手先ブラブラ

私が最も多く自分でやるストレッチは、手先ブラブラです。手と指先を振り払うようにブラン、ブラン、ブランと素早く振ります。立った状態で緊張が強い場合は、足先のブラブラを行います。手先、足先がムチのようにしなるイメージでブラブラさせるのがコツです。

緊張すると、筋肉のなめらかで細かな動きができなくなります。つまり、なめらかで細かな動きができるようになれば、緊張がほぐれたということ。手先をなめらかにブラブラできるようになれば、過緊張はとれているはずです。

「ちょっと緊張したな」と思ったら「手先ブラブラ」をしてみる。「手先ブラブラ」は、「ちょっとした緊張」を微調整するのに最適のストレッチです。

③肩ストン

緊張すると肩に力が入る人が多いです。肩まわりの筋肉がガチガチになるのです。そういう状態で、自分で「肩を回そう」と思っても、肩がかたくてうまく回らない。腕や太腿は自分で揉むこともできますが、肩の筋肉は自分で揉むことができません。そんなときには、「肩ストン」がお勧めです。

肩をすくめて。グーッと上に押し上げ、肩の筋肉を緊張させます。3秒ほど緊張させたら、次に肩の力を一気に抜いて、肩をストンと落とします。「グーッ、ストン」「グーッ、ストン」。これを数回繰り返すと、肩の筋肉がリラックスします。

過緊張した人は自分で筋肉をリラックスさせることができません。そこで一旦、筋肉に力を入れて、より一層、筋肉を緊張させて、その後に急に力を抜きます。そうすると、誰でも瞬時に筋肉をほぐすことができます。

「より一層緊張させてから、一気に弛緩させる」のが、コツです。

「肩ストン」は、イスに座っていてもできますので、試験の開始前のリラックスに最適です。また、立っていてもできます。どんなシチュエーションでもできるので、普段から習慣にしましょう。

④ 腕ストン

「肩ストン」でも筋肉がほぐれない場合は、「腕ストン」をやってみましょう。両手の指を組んで、頭上に両手をあげて大きく伸びをします。3～5秒ほど伸ばしたら、腕と肩の力を全て抜いて、腕と肩をストーンと落とします。これを数回繰り返します。

「肩ストン」よりも動作が大きくなりますが、肩の筋肉だけではなく、腕、首周り、背中の筋肉など、より広い範囲の筋肉を瞬時にリラックスさせることができるので、「肩ストン」よりもより強力なストレッチと言えます。

以上、4種類。いずれのストレッチを行う場合も、自分で「かたい」「動きが悪い」「ぎこちない」と感じる部分を、ほぐすことが重要です。

人によってかたくなる場所に個人差がありますので、普段から自分でほぐしてリラックスした方がいい場所、かたくなりやすい筋肉を把握しておくと、本番でも確実に過緊張の緩和効果を発揮してくれます。

⑤ ツボ押し

ストレッチではありませんが、「ツボ押し」も覚えておくといいでしょう。「緊張をほぐすツボ」「あがり症に効くツボ」としては、「合谷《ごうこく》」「神門《しんもん》」が有名です。やや強め、「痛気持ちいい」くらいの強さで3秒押して、ゆっくり3秒かけてはなします。

(1) 合谷

合谷は、親指と人差し指のちょうど分かれ目のくぼみにあるツボです。親指と人差し指でチョキを作ったときの直角三角形の直角の頂点に相当します。気持ちが落ち着き、過緊張を緩和するツボです。

また、ストレスで疲れた自律神経の機能を正常に戻す働きがあり、「万能のツボ」ともいいます。緊張しすぎる人は、過緊張した場面に限らず、普段から押しておくといいでしょう。

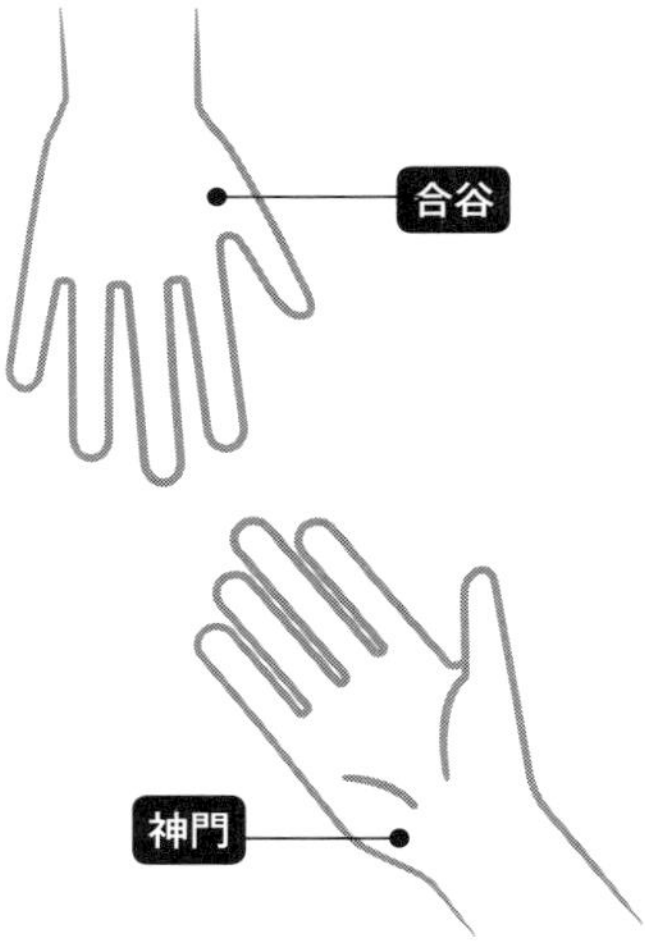

(2) 神門

神門は、手首の関節の小指寄りの端にあるツボ。心臓と関係が深く、動悸、息切れをはじめ、イライラ、のぼせなどの緊張症状を緩和します。心臓がドキドキしやすい人に、お勧めです。

ストレッチは軽く行えばいい

スポーツの世界では、試合前にあまり入念にストレッチをすると、瞬発力が低下したり、全速力で走るタイムが落ちてしまうと言われています。筋肉が柔らかくなりすぎて、「古着のゴム」のように、筋肉の伸縮率を低下させてしまうという説があります。

ここで紹介したストレッチは、あくまでも過剰に緊張した筋肉を適性レベルに戻す、過緊張を緩和するためのストレッチなので、数回行って「適性緊張」になったらやめてください。

メンタル的にもストレッチやマッサージを長時間行えば、「適性緊張」よりもゆるんだ、「リラックスしすぎ」の状態になり、脳のパフォーマンスも下げてしまいますので、ほどほどに行うことが重要です。

副交感神経切り替え術 4

笑顔

筋肉をほぐすと、副交感神経に切り替わり過緊張が緩和する。身体の筋肉をほぐす方法をお伝えしましたが、「顔」の筋肉をほぐしても同様の効果が得られます。具体的には、「笑顔」を作ればいいのです。

過緊張すると顔がこわばります。顔がこわばって表情がかたい、表情がぎこちない状態は、交感神経優位の状態です。表情がやわらかく自然な笑顔が出る状態は、副交感神経優位のリラックスした状態です。つまり、やわらかな笑顔を作るだけで、副交感神経が優位になるのです。

「深呼吸」とならんで、最も簡単で、最も短時間に効果が出る究極の緊張緩和法ともいえるのが「笑顔」を作ることです。

笑顔は10秒で過緊張を緩和する

笑顔を作るだけでリラックスの効果が得られる。といっても、「そんな簡単なことで」と、信じられない人も多いでしょうから、科学的な研究結果を紹介しておきます。

カリフォルニア大学の研究。被験者にある表情を作ってもらったときの、心拍数、体温、肌の電気信号、筋肉の緊張などを、「ウソ発見器」のような装置で測定し記録します。「笑顔」「恐怖」「怒り」の3つの表情をしてもらいます。次に、顔の変化は作らず、心の中でそれらの感情を思い出してもらいます。

その実験の結果、笑顔を作ると、わずか10秒で、安心しているときと同様の身体的変化が出ました。安心したときの変化とは、心拍数が低下し、筋肉も弛緩したリラックス状態になることです。

つまり、「笑顔」の表情を作るだけで、副交感神経のスイッチが入るのです。

一方、恐怖の表情、いわゆる「しかめっ面」をつくってもらうと、恐怖の身体的変化が起きました。筋肉がこわばり、体温が低下したのです。恐怖の表情を作ることで、交感神経にスイッチが入るのです。

体験の回想、想起でも同様の変化が観察されましたが、効果が出るまでに「30秒」かかりました。表情の場合は、たったの「10秒」だったのに。

つまり、**緊張しすぎたとき、あなたが10秒間笑顔を作るだけで、副交感神経がオンになって過緊張がやわらぐということです。**

「笑顔は10秒で過緊張を緩和する」というすごい研究です。

また、ウィスコンシン大学の研究。参加者に笑顔を作る顔の筋肉を収縮させてもらったところ、単に微笑む真似をしただけで、他者に対して「怒り」を感じることが難しくなったのです。笑顔には、ネガティブな感情を抑制する効果もある、ということです。

笑顔がセロトニンを分泌させる

癒しの脳内物質セロトニンについては、次章で詳しく述べますが、笑顔を作るだけで分泌されます。なぜかというと、セロトニンは表情筋（顔の表情を作る筋肉）をコントロールしているからです。逆も真なりで、**「自然な笑顔」を作るだけでセロトニンの分泌を誘発することができる**のです。

うつ病の患者さんは、仮面をつけたように無表情で、笑顔を全く見せません。うつ病というのは、脳内物質セロトニンが低下し、枯渇してしまった状態です。ですから、表情筋をコントロールできなくなり、無表情になったり笑顔が出なくなったりします。

さらに、笑顔によって、セロトニン以外にもドーパミンやエンドルフィンなど様々な脳内物質が分泌され、癒しの身体的変化が起こります。

幸福物質と呼ばれるドーパミンが分泌されれば、幸せな気持ちになります。さらに、脳内麻薬と呼ばれるエンドルフィンが分泌されれば、感謝、感動など幸福感が最高レベルに増幅されます。さらに、笑顔はストレスホルモンを低下させ、血圧や血糖値も下げます。血圧が下がるということは、副交感神経が優位になっていることの証明です。

効果的な笑顔トレーニング実践編

さてそれでは、今から、実際に満面の笑みを作ってください。いっせーので。

はい、「満面の笑み」できましたか？　おそらく難しかったと思います。「満面の笑み」を作ると一瞬で過緊張が緩和されるのですが、「満面の笑み」をすぐに作れる人は、意外と少ないのです。

「満面の笑み」をすぐに作れる人とは、集合写真を撮った時に、「はい、チーズ」の掛け声で、「満面の笑み」を作り、最高の笑顔で写真に収まっている人のこと。これは、モデルさんや、俳優さんは必ずできるでしょうが、普通の人にはかなり難しい技です。

でも、私はできます。なぜならば私は、毎日「笑顔トレーニング」をしているからです。モデルさんも笑顔のトレーニングをしています。俳優さんは、笑顔やいろいろな表情のトレーニングをしています。

「笑顔を作ろう」といっても、そう簡単ではない。でも、普段から「笑顔トレーニング」をしていれば、どんなタイミングでも笑顔が作れるようになります。

笑顔トレのシチュエーション1

ひげ剃り、化粧中

私は毎朝、ひげ剃りをするときに、笑顔トレーニングをしています。電動シェバーを使ったひげ剃り、3分以上はかかりますのでその時間が暇です。ひげ剃りをしているときは、ちょうど鏡を見ているので、笑顔トレーニングの絶好のチャンスと言えます。鏡を見ながら、「満面の笑み」を作ってみるということです。

女性の場合は、お化粧をすると思いますので、お化粧をしながら笑顔トレーニングをしましょう。あるいは、お化粧直しや、お手洗いで鏡を見たときが笑顔トレーニングのチャンスです。1日に3回以上は鏡を見ると思いますので、笑顔トレーニングも1日に3回以上できるということになります。これを毎日続けると、本当に自然な笑顔を一瞬で作れるようになります。

笑顔トレのシチュエーション2

自撮り、セルフィー／集合写真

スマホでの自撮り写真をＳＮＳに投稿する人は多いと思います。そんな自撮りをするときに、「満面の笑み」を作る笑顔トレーニングをしてみましょう。

私も自撮り写真を時々Facebookに投稿しますが、自撮りで「満面の笑み」を作るのは、結構難しいものです。友人たちが隣にいるときに撮ると自然な笑顔になりますが、一人だと気分も盛り上がらないし、表情もぎこちなくなります。だからこそ、「トレーニング」の効果が出るのです。

自撮りに限らず「集合写真」も、笑顔トレーニングのチャンスです。集合写真で、ぶっきらぼうな表情で写っていたり、目をつぶってしまう。集合写真が苦手な人がいますが、それは表情筋のコントロールが苦手な人です。つまり、**とっさに笑顔を作るのが苦手ということ。**そんな、写真写りが悪い人ほど、しっかりと笑顔トレーニングを行うべきです。

結果として「感情のコントロールも苦手」であることを意味します。

「はいチーズ」の一瞬のタイミングで笑顔が作れるようになれば、非常に緊張するような切迫した場面においても、瞬時に笑顔を作って、過緊張をやわらげることができるでしょう。

笑顔トレのシチュエーション3

普段の会話

笑顔の多い女性は非常に可愛らしく見えるし、そこにいるだけで場の雰囲気を明るくします。そして笑顔の多い男性は好感度が高く、人当たりもよく接しやすい人が多い。そう、**「笑顔」は「コミュニケーションの潤滑剤」なのです。自分の緊張を解くだけではなく、相手の緊張もやわらげ、場の雰囲気をやわらげます。**

「笑顔の多い人」と「滅多に笑わない人」では、間違いなく「笑顔の多い人」の方が好感度が高く、人からも好かれやすいのです。ですから、私たちは普段からもっと笑顔を増やすべきです。笑顔が多いことは、とにかくメリットだけをもたらします。デメリットはありません。

普段の職場での会話、友達同士の会話でも「笑顔」を意識し、「笑顔」を多くするように意識する。毎日の会話やコミュニケーションの中に、笑顔トレーニングを取り入れるべきです。

普段から笑顔が多いということは、表情筋のトレーニング、副交感神経のトレーニングを常にしているのと同じです。自然に「緊張しすぎない」「過緊張しても感情のコントロールが楽にできる人」になっているはずです。

笑顔トレのシチュエーション4
スマホ中

電車でスマホを使っている人の顔を観察していると、ほとんどの人が口角を下げた「しか

め っ面」になっています。私の電車内での観察では、笑顔でスマホを使っている人は5人に1人。彼氏（彼女）にメールでもしているのか、満面の笑みでスマホを使っている人は、10人に1人程度です。

スマホってそんなにつまらないですか？　「しかめっ面」になるほど楽しくないのなら、やらない方がましです。緊張コントロールの脳科学的な意味においても。

前述した笑顔の研究で、「しかめっ面」は、「恐怖」の表情であると説明しました。口角が下がる「しかめっ面」は、不安、恐怖、緊張の表れ。口角が上がる「笑顔」とは対極の状態に当たります。

笑顔トレーニングが緊張緩和のトレーニングになるのと反対に、**「しかめっ面」は「緊張状態」を作り出す練習をしているようなもの**です。30分、1時間、「しかめっ面」のままスマホを使うというのは、「緊張状態」を脳に刻みつけているのと同じこと。脳にものすごい悪影響を与えます。

米国ダートマス大学の研究によると、ボトックス（神経麻痺薬）の注射により「しかめっ面」をするのに必要な表情筋を麻痺させたところ、「怒り表情」の呈示による扁桃体の興奮が抑制された、という結果が出ています。同じ情動刺激があっても、「しかめっ面」をした場合と、「しかめっ面」をしない場合とでは、「しかめっ面」をしない方が扁桃体の興奮が低くなる。すなわち、緊張しづらいと言えるのです。

ということで、スマホを使うときは、常に「笑顔」を意識してください。「しかめっ面」にはならない。常に笑顔でスマホを操作し続ける。あなたは、1日1時間スマホを使うならば、1日1時間の笑顔トレーニングができます。1日3時間スマホを使うならば、1日3時間の笑顔トレーニングができます。そこまでやれば、あなたはもはや、「笑顔」の達人といえるでしょう。

笑顔トレのシチュエーション５

割り箸をくわえる

笑顔トレーニングをしようとしても、全く笑顔が作れない。笑顔がものすごくぎこちない。笑顔を作るのが大の苦手、という人もいるかもしれません。そんな人は、まず「割り箸をくわえる」トレーニングからスタートすることをお勧めします。

割り箸を横にしてくわえる。1日1分でいいので、続けましょう。

笑顔が作れない人は、表情筋が退化している。表情筋が弱くなっています。ですから、表情筋の筋トレという意味で、「割り箸をくわえる」トレーニングには意味があります。

「割り箸をくわえる」そんなバカげたトレーニングに意味があるのか、と思う人もいるでしょうが、「割り箸をくわえる」だけで、「笑顔を作る」のと同様の脳科学的な変化、すなわちセロトニン、ドーパミン、エンドルフィンの分泌やリラックスの効果が得られることが研究により確認されています。

「割り箸をくわえる」トレーニングは、「笑顔美人になるためのトレーニング」として美容関係の本にもよく紹介されていますので、ぜひ、試してほしいと思います。

以上のように、笑顔トレーニングをするチャンスは、一日の中で山ほどあるのです。「しかめっ面」はNGです。常に「笑顔」を意識しましょう。それが、「過剰に緊張しない人になる」根本的なトレーニングにもなるのです。

一瞬でプレゼン開始の過緊張を消し去る方法

プレゼンテーションが苦手な人にとっては、最初の「第一声」はものすごく緊張するはずです。話し始めれば、たいてい過緊張は緩和していきますが、その「第一声」は緊張のピークである、といっても過言ではないでしょう。

その緊張のピークである「第一声」を、一瞬にして緩和する方法があります。

それは、**第一声で「みなさん、こんにちは」と、元気よく、そして満面の笑みで言うこと**

です。私のセミナー、講演は、必ずこの満面の笑みでの「みなさん、こんにちは」からスタートします。

実際にやってみればわかりますが、たったの一言ですが、きちんと笑顔ができていれば、過緊張は一瞬で消えてなくなります。

プレゼンテーションが始まる1分前も、非常に緊張するかもしれませんが、その場合は「第一声を、満面の笑みで『みなさん、こんにちは』と言おう」そこだけに集中しましょう。そうすると、不安も雑念も消えてなくなります。

満面の笑みで「みなさん、こんにちは」と言うことは、普段から笑顔トレーニングをしていればとても簡単なことです。失敗のしようもありません。

満面の笑みで「みなさん、こんにちは」と元気よく言うと、会場から「こんにちは」と帰ってきたり、拍手が巻き起こったり、場の雰囲気が一気にやわらぐのです。

最初よければ全てよし。最初の「第一声」で、場の緊張感もあなたの心の緊張感も一気にゆるみます。

たった1秒の笑顔の一言で、過緊張は緩和するのです。

究極の緊張緩和法は「変顔」

もし、あなたがどうしても笑顔が苦手な場合、別な方法もあります。それは、「変顔」です。これは一人でやるのではなく、二人、あるいはグループでやると効果絶大です。

いうなれば、変顔コンテストです。「にらめっこしましょう、あっぷっぷ」の掛け声で、みんなで変顔を競います。やってみるとわかりますが、変顔をした後で互いにどっと「笑い」が出るのです。

実際、私の「緊張力セミナー」でも、「変顔コンテスト」をやってみましたが、一瞬にして緊張した雰囲気が「和気あいあい」とした雰囲気に変わり、参加者全員から笑顔がこぼれました。

「笑顔を作ろう」と思うと表情がかたくなってしまう。そこで「変顔」をすることで、その後に自然な「笑顔」が出ます。そして、自然に過緊張が緩和するのです。

例えば、高校のサッカーのチーム。10分後に重要な試合がスタートする、というのに選手全員が過緊張でカチカチになっている。お葬式のような雰囲気で完全に、場の空気にのまれています。そんな場面で監督やコーチが、「もっとリラックスしていこう！」といくら言っても選手の過緊張は解けません。でも、こんなときこそ「変顔コンテスト」をすると、場の雰囲気が一気に変わります。

変顔は一人でやっても効果があります。一人でやる場合は、「変顔トレーニング」ですね。鏡を見ながら変顔をするとわかりますが、意外とおもしろい顔ができないものです。というか、顔の筋肉がかたい。顔の筋肉が思ったように動かないのです。しかし、何度かパターンの違う変顔をしているうちに、顔の筋肉がゆるんできて、おもしろい変顔ができるようになります。実は、変顔を作ることは、表情筋のストレッチになるのです。

身体の筋肉をほぐすと、副交感神経が優位になることはすでに説明しましたが、「変顔」によって顔の筋肉をほぐすことで、副交感神経が優位になるのです。

「笑顔」をしても過緊張がほぐれない。そんなときは、最後の手段として「変顔」をしてみてください。

副交感神経切り替え術 5　睡眠

睡眠不足の人は過緊張しやすい

睡眠はとても重要です。私の著書では、必ずといっていいほど「睡眠」の重要性について述べていますが、「緊張のコントロール」においても、「睡眠」は非常に重要な意味を持ちます。

睡眠不足になると、感情の自己コントロール力が弱くなるという研究があります。、睡眠不足になると交感神経が優位になるからです。一般的に平均睡眠時間が6時間を切っている人は睡眠不足の状態に陥っていますが、そういう人は常時、交感神経が優位になっているといってもいいでしょう。ザックリ言えば、「睡眠不足の人は過緊張しやすい」ということです。

ある研究によると、睡眠時間が6時間未満の睡眠不足の人は、高血圧のリスクが2・5倍。また、睡眠時間が6時間未満の不眠症の人は、高血圧のリスクが5・1倍になると報告されています。

ハーバード大学の研究ですが、睡眠時間7時間以下の高血圧気味の男女22人を対象に、6週間、1日1時間だけ睡眠を増やしてもらいました。その結果、8～14mmHgの血圧低下が観察されました。また、血圧の低下は1日の睡眠時間を35分増やしただけでも得られました。睡眠時間を35分～1時間増やすだけで、高血圧が改善するということです。

高血圧というのは、交感神経の優位がその背景に存在します。これらの研究は、睡眠不足によって交感神経が優位となって、血圧の上昇をきたすことを示しています。

つまり、**睡眠不足の人は、副交感神経と交感神経の天秤が、平時においても交感神経の方**

に大きく傾いているのです。そんな状況の中、試験やプレゼンなど、「過緊張する場面」に直面すると、スピードメーターは簡単に100キロまで振り切れるでしょう。

国立精神・神経医療研究センターの機能性MRIを用いた研究によると、睡眠不足の状態では、不安や恐怖に対する扁桃体の活動が亢進することが明らかにされました。睡眠不足では通常の状態よりも、緊張、不安が強まりやすいのです。

つまり、睡眠不足は過緊張の大きな原因になるということ。

緊張しすぎる人は、とにかく睡眠だけでも7時間以上はとるべきなのです。

本番前の徹夜は絶対にするな!

慢性的な睡眠不足に限らず、たった一回の徹夜でも交感神経は著しく優位になります。徹夜明けは妙に興奮したり、少しハイになったりしますよね。それは、睡眠不足によって交感神経が優位になっているからです。

試験の前日、徹夜で勉強をする。プレゼンの前日、準備のために徹夜をする人は多いと思いますが、本番前日の徹夜によって、交感神経にスイッチが入ってしまいます。自分で過緊張の原因を作っているようなもの。緊張しすぎる人は、本番前日、絶対に徹夜してはいけないのです。しっかりと、7時間以上の睡眠をとってください。

副交感神経切り替え術 6

飲食物、嗜好品を上手に使う

①水

深呼吸もストレッチも面倒くさい。もっと簡単で、すぐに効果が出る緊張緩和法はないのか？　あります。それも、ものすごく簡単なものが。

それは、「水を飲む」ということです。

映画やドラマで、興奮した人に「まあ、水でも飲んで」と水を飲ませるシーンをよく見かけます。「水を飲むと落ち着く」という話も耳にしますが、それは単なる都市伝説や噂話ではなく、医学的根拠があるのです。

水を飲むと「胃結腸反射」によって腸が動き出します。腸が動くと副交感神経が優位になりますので、水を飲むだけで副交感神経が優位になる。過緊張が緩和されるというわけです。

講演に行くと、必ず演台に水差しとコップが用意されています。緊張が強いときは、それを一口飲めば過緊張は緩和されます。

②食事

空腹時は交感神経の働きが活発化します。生物学的に考えると、空腹になると捕食活動をする必要がある。そのためには、覚醒レベルを上げて、集中力を高めて、獲物を探し、獲物をとらえるために身体機能をアップしなければいけないからです。

一方、食事をすると、消化のために腸が動き出します。腸が動くと副交感神経が優位になります。**空腹時は交感神経が、満腹時は副交感神経が優位になる**ということです。

ですから、過緊張しやすい人は、副交感神経に切り替えるために、完全に空腹な状態は避けて、軽く何か食べておいた方がいいでしょう。

ただ、あまりにも満腹になると眠気が出やすくなります。空腹ホルモンのオレキシンが低下するためです。ですから、試験やプレゼン本番の前は、ご飯を食べるにしても腹八分目にしておいた方がいいでしょう。

また、食事をすることは、咀嚼するということですから、咀嚼によってセロトニンが活性化しますので、リラックスの方に傾きます。

食事をとることで、副交感神経の切り替えとセロトニン分泌ができる。一石二鳥の効果が得られます。

③ コーヒー

「コーヒーはリラックス効果がある」という話を聞いたことがある人は多いでしょう。そのため、過緊張しやすいイベントの前にコーヒーを飲む人もいると思います。しかしながら、「緊張しすぎる人」は、コーヒーはやめておいた方がいいでしょう。

コーヒーは、覚醒度を上げる飲み物です。朝のコーヒーは、ボヤッとした頭をスッキリさせて、脳を臨戦モードにしてくれます。あるいは夜眠たいときなど、コーヒーを飲むと眠気が吹きとびシャキッとします。

「覚醒度」というのは、ヤーキーズ・ドットソンの法則の図（図1）では、水平方向の軸を意味します。つまり、コーヒーを飲むことで覚醒度が上がり、右側の「緊張」の方に進むのです。**コーヒーに含まれるカフェインは、交感神経を興奮させ血圧上昇作用もあります。**

コーヒーは緊張に対して、ブレーキではなくアクセル効果として働くのです。

コーヒーにリラックス効果があることが科学的に証明されている、ということをよく聞きますが、それはコーヒーの「香り」についての研究です。コーヒーは「香り」だけではなく、実際に飲むと思いますので、当然、カフェインの「覚醒作用」も強く表れます。

朝起きて、頭がボーッとするときにコーヒーを飲むと頭がすっきりします。スピードメーターが0～20キロとか、テンションが上がらない状態でコーヒーを飲むと、アクセルが入り緊張とリラックスのバランスがとれた「適性緊張」に入るかもしれません。

カフェインの半減期は、約6時間です。これは、6時間で代謝されるということではなく、

6時間で血中濃度が半分になるということ。睡眠への影響でいうと、**午後2時以降はカフェインを摂取しない方がいい**といわれます。数時間前に飲んだコーヒーでも、その影響が今、表われている可能性もあります。

コーヒーは、このようにテンションを上げる飲み物なので、「緊張しすぎる人」にとっては、避けるべき飲み物と言えます。

④カモミール・ティー

コーヒー以外の飲料として、「カモミール・ティーにリラックス効果がある」という話があります。

天使大学の研究によると、カモミール・ティーの服用により、脳波によるアルファ波の測定、唾液アミラーゼ活性、および「不安感得点」による感情状態の測定で、いずれもストレス軽減効果が有意差をもって認められました。カモミールには、副交感神経を高めて、ストレスを軽減する効果があります。

⑤アロマ（ラベンダー）

ハーブ、アロマのリラックス効果ということもよく耳にします。アロマについては、ラベンダーを用いた科学研究の論文が多数出ています。副交感神経を高めて、血圧を下げ、体温を下げる。アルファ波を増やす。鎮静作用、抗不安作用があるなど、リラックス効果を示すたくさんのデータが出ています。

過緊張しやすい場面に出るときに、ラベンダーの香りのするものを身につける。簡単に取り入れることができるので、試してみる価値はあると思います。

副交感神経切り替え術 7

自律神経の乱れを整える

深呼吸、ストレッチ、笑顔など、副交感神経をオンにして過緊張を緩和する方法を多数お伝えしてきました。しかし、これらの方法を全て実行しても「まだ、過緊張がコントロールできません」という人がいます。

交感神経から副交感神経の切り替えがうまくできない。そういう人は、おそらく自律神経が乱れているのです。

自律神経の乱れがひどく、様々な症状として表れている状態を「自律神経失調症」といいます。自律神経失調症の症状としては、慢性的な疲労、だるさ、めまい、頭痛、動悸、ほてり、不眠、便秘、下痢、微熱、耳鳴り、手足のしびれ、口やのどの不快感、頻尿、残尿感など、様々な身体症状が表れます。また、イライラ、不安感、疎外感、落ち込み、やる気が出ない、ゆううつな気分、感情の起伏が激しい、あせりを感じるなどの精神症状も表れます。これらの症状がいくつか当てはまるという人は、自律神経失調症かもしれません。

自律神経失調症のレベルまでいっていないとしても、ちょっとしたストレスやプレッシャーがかかっただけで、心臓がドキドキして、顔がほてったり、お腹が痛くなったり、下痢しやすいなど、ストレスが「身体」に影響を及ぼしやすい。そういう人は、自律神経が乱れている可能性が高いのです。

ちょっとした出来事で交感神経のスイッチがオンになってしまい、なかなか副交感神経優位の状態に戻らない。そういう**「自律神経の乱れ」がある人は、前述の「深呼吸」「ストレッチ」「笑顔」など通り一遍のリラックス法をやっても効果は出づらいといえます。**「交感神経が暴走しやすい状態」になっているわけですから。

そういう人は、自律神経の乱れをしっかりと整えるところからやっていく必要があります。

自律神経の乱れを整える方法としてよくいわれるのは、「規則正しい生活」と「ストレスを取り除く」ことです。夜更かしや徹夜をして、寝る時間と起きる時間がバラバラになると、自律神経は乱れやすくなります。また、悩み事や心配事、継続的なストレスがかかると自律神経が乱れる原因となります。自分のストレスの原因を見極めて、ストレスを取り除く努力をしていく。ストレスの管理は必須です。

さらに、自律神経の乱れを整える方法として、本書では誰でも簡単に実行できる「片鼻呼吸」「自律神経訓練法」「睡眠トレーニング」について説明します。

ノーベル賞学者推薦「片鼻呼吸」

私はアレルギー性鼻炎があるので、たいてい左右どちらかの鼻がつまっています。「いつも両鼻が通って楽に息が吸える人がうらやましい」と昔から思っていました。しかし最近、片側の鼻がつまっているのは正常、ということを知り驚きました。

鼻の粘膜の乾燥を防ぐために、自律神経の働きによって、鼻の粘膜が2~3時間おきに、交互に膨らみます。これを「交代制鼻閉」といいます。なんと、片方の鼻がつまっているというのは、生理的に正常だったのです。

これを応用した**「片鼻呼吸」を行うと、自律神経が整います。「片鼻呼吸」は、ヨガでは「ナーディ・シュッディー」と呼ばれ、ヨガの6大呼吸法の一つにもなっています。**

ヨガでは、右鼻が交感神経、左鼻は副交感神経が司ると言われています。片鼻呼吸を行うことで。右鼻、左鼻のバランスが整い、交感神経と副交感神経のバランスが整う、というわけです。

鼻呼吸を行うことで、鼻の粘膜では一酸化窒素が作られます。一酸化窒素には血管を拡張させる働きがあります。血管が拡張すると、脳や全身に酸素や栄養がスムーズに行き渡り、自律神経が整います。

片鼻呼吸を行うと、一酸化窒素が鼻の中にたまり、鼻の粘膜から取り込まれやすくなり、自律神経を整える以外にも様々な健康効果が得られます。

ロバート・ファーチゴット、ルイス・イグナロ、フェリド・ムラド博士らは、一酸化窒素が心血管系システムで重要な情報伝達機能を担っていることを発見し、１９９８年、ノーベル生理学医学賞を受賞しました。そのため、「鼻呼吸」は「ノーベル呼吸」とも呼ばれます。４千年前から伝わるヨガの呼吸法の効果が、最新科学によって証明されたのです。ですから、片鼻呼吸の効果と信憑性は非常に高いと思われます。

一酸化窒素は、血圧の調整、恒常性の維持、神経伝達、免疫機能、呼吸機能において重要な役割を果たします。鼻呼吸、片鼻呼吸によって、一酸化窒素を増やすことによって、血圧やコレステロール値が下がり、高血圧、脳卒中、心臓発作、動脈瘤、動脈硬化などの予防効果、免疫力を高める効果があることが、研究により明らかにされています。

また、片鼻呼吸は日頃の鼻呼吸のトレーニングにもなりますが、鼻呼吸によって睡眠障害やいびき、鼻づまりなども改善するといいます。

片鼻呼吸の方法

いくつかバージョンはあるようですが、私が行っている方法をお伝えします。

1　右手親指を右鼻、人差し指を左鼻に持っていきます。
2　右鼻をふさぎ、左鼻から息を吸います。
3　左鼻をふさぎ、右鼻をひらき、右鼻から息を吐きます。
4　そのまま、右鼻から息を吸います。
5　右鼻をふさぎ、左鼻をひらき、左鼻から息を吐きます。
6　これを交互に、5～10分行います。

吸うときは4、5秒で吸い、吐くときは8～10秒以上かけて息を吐ききります。

横隔膜の上下を意識した腹式呼吸を行います。

鼻を押さえる以外は、「深呼吸」でお伝えした方法と同じです。

ちなみに私は、電車を待っているときや、歩きながら、よく片鼻呼吸をやっています。特に「鼻づまり」のひどいときは、片鼻呼吸を5分するだけで改善しますので助かっています。

図6　片鼻呼吸の方法

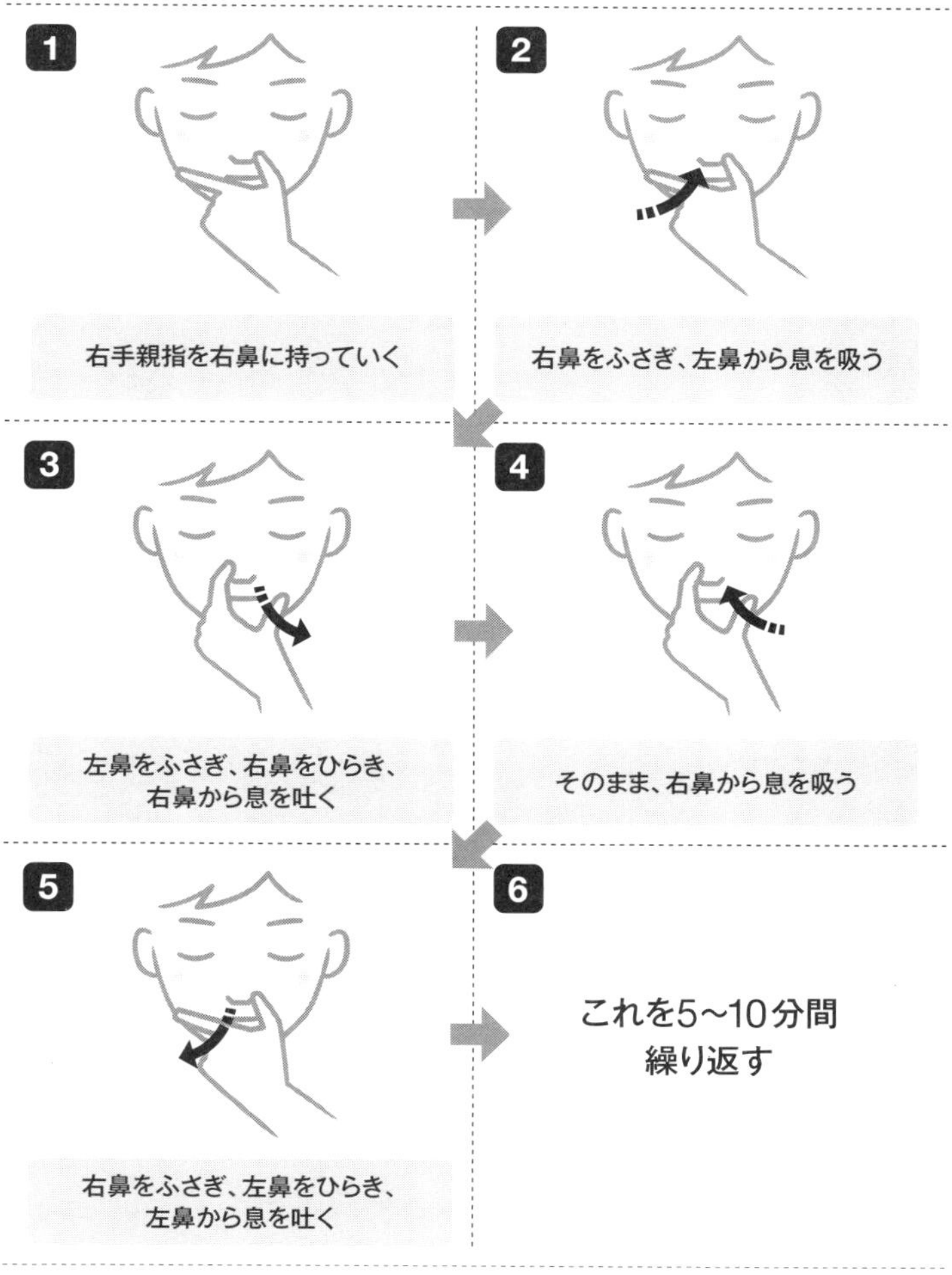
1
右手親指を右鼻に持っていく
2
右鼻をふさぎ、左鼻から息を吸う
3
左鼻をふさぎ、右鼻をひらき、
右鼻から息を吐く
4
そのまま、右鼻から息を吸う
5
右鼻をふさぎ、左鼻をひらき、
左鼻から息を吐く
6
これを5〜10分間
繰り返す

１００年の歴史が裏付ける「自律神経訓練法」

自律神経訓練法は、ドイツの神経科医シュルツが１９２０年代より催眠状態の科学的分析を基に考案し、誰もが自分の力で練習することができるように体系化した自己催眠法であり、リラクゼーション技法です。その方法は、１９３２年に『自律訓練法』としてまとめて出版され、ストレス緩和、自律神経失調症、心身症、神経症、あがり症などへの効果が確認されています。

自律神経訓練法は、開発されてから約１００年の歴史があり、数多くの研究、論文でその効果が実証されています。具体的には、自律神経訓練法を継続することで、「不安低減」「気分の安定」などの心理的変化。「心拍降下」「皮膚温上昇」「筋弛緩」などの生理的変化が生じ、自然治癒力も高まります。

自律神経訓練法は、「自己コントロール」の訓練法です。身体感覚をコントロールできるようになるので、「緊張がコントロールできない」という人には、お勧めの方法となります。

自律神経訓練法の具体的方法

最も一般的な自律神経訓練法は、背景公式と第１公式から第６公式の合計７つの公式からなります。最初は、第2公式まで行い、慣れてきたら第3公式以降を追加するといいでしょう。

まず、静かに落ち着ける場所で、ゆったりした服装で、椅子やソファーに腰掛ける。または、両脚、両腕をやや開いて仰向けに寝るなどリラックスした姿勢をとります。

第1公式では手足の「重さ」を感じ、第2公式では手足の「温かさ」を感じます。

第1公式では、まず、心の中で「右腕が重たい」と数回唱え、その後に右腕の重さを感じるようにします。右腕の重さが感じられるようになったら、次に「左腕が重たい」と数回唱えます。以下、「右腕が重たい」「左腕が重たい」「右脚が重たい」「左脚が重たい」「両腕が重たい」「両脚が重たい」「両手両脚が重たい」の順に進めていきます。

第2公式では、「右腕が温かい」「左腕が温かい」「右脚が温かい」「左脚が温かい」「両腕が温かい」「両脚が温かい」「両手両脚が温かい」の順に進めていきます。

最後に消去動作を行います。消去動作とは、練習によって得たリラックスした状態から日常生活を行えるすっきりした状態に心身を戻すための簡単な運動で、「両手の開閉運動」「両肘の屈伸」「背伸び」「開眼」という手順で行います。

一回の練習を長時間行うよりも、数分の訓練を一日数回行う方が効果的です。慣れてくれば、うるさい場所、落ち着かない場所で行うことも可能です。

表3　自律神経訓練法「標準練習」の公式

練習段階と名前	公式の内容
背景公式（安静練習）	気持ちが落ち着いている
第1公式（重感練習）	腕（脚）が重たい
第2公式（温感練習）	腕（脚）が温かい
第3公式（心臓調整練習）	心臓が静かに打っている
第4公式（呼吸調整練習）	楽に呼吸している （楽に息をしている）
第5公式（腹部温感練習）	お腹が温かい
第6公式（額部涼感練習）	額が心地よく涼しい

自律神経訓練法のリラクゼーション、不安軽減効果は、1～2週間でも認められますが、訓練法をきちんと習得するには、2～3ヶ月はかかるといいますから、やはり継続が重要です。

自律神経訓練法について、さらに詳しい方法を知りたい人は、ネットで検索すると、多くのサイトでやり方が解説されていますので参考になるでしょう。

睡眠トレーニング

自律神経と睡眠の切っても切れない関係

自律神経失調症の症状として、寝付き

が悪い、グッスリ眠れないといった睡眠障害が表れます。グッスリ眠るためには「昼の神経」である交感神経から「夜の神経」である副交感神経への切り替えが不可欠だからです。自律神経が乱れている人は、交感神経と副交感神経への切り替えがうまくいかなくなるので、睡眠障害が出てくるのは実に当然のことといえます。

また、「副交感神経切り替え術5」の「睡眠」の項目で、睡眠不足は交感神経を優位にするため、「緊張しすぎる人は、とにかく睡眠を7時間以上はとるべき」と書きました。

睡眠不足によって自律神経が乱れる。自律神経が乱れると睡眠障害が起きる。「自律神経の乱れ」と「睡眠不足」は、それぞれ原因であり結果にもなるのです。両輪の輪のように密接に関連してグルグルと回っている。そのため、睡眠不足によって自律神経が乱れ、自律神経が乱れることで夜眠れなくなるという、「負のスパイラル」を形成していくのです。

この「負のスパイラル」を断ち切るためにはどうしたらいいのか?

それは、「グッスリ眠る」ということ。とはいえ、自律神経が乱れている人はグッスリ眠れないわけですから、グッスリ眠れるように努力、トレーニングをしていく必要があります。そこで、グッスリ眠るためのトレーニングを、ここでは「睡眠トレーニング」と呼びましょう。

交感神経から副交感神経への切り替えが、「睡眠」のスイッチをオンにする。すなわち、自律神経を整えるための睡眠トレーニングは、「寝付きをよくするトレーニング」と言い換えてもいいでしょう。

つまり、あなたは「寝付きをよくする」努力、トレーニングをすることで、自律神経を整えることができるようになる。自律神経が整ったことの証拠（結果）として、寝付きがよくなり、ぐっすり眠れるようになっている、というわけです。

寝付きがよいのは何分以下？

「寝付きがよい」「寝付きが悪い」と言いますが、寝付きの良し悪しには基準があるのでしょうか？

布団に入ってから睡眠に入るまでの時間を専門用語で「入眠潜時」といいます。「入眠潜時」10分以下を、「寝付きがよい」、「入眠潜時」30分以上を「寝付きが悪い」といいます。「入眠潜時」10分以下が健康的な睡眠です。「入眠潜時」30分以上は、「入眠障害」（寝付きの悪さを主とした睡眠障害）が疑われます。ある研究によると、「入眠潜時」8分以下の人は、全体の30％程度を占めるそうです。思った以上に「寝付きがよい人」は多いのです。

あなたの入眠潜時は、何分ぐらいですか？　自分ではよくわからないという人は、スマホの「睡眠アプリ」（「Sleep Meister」「Sleep Cycle」など）を使うと、計測することができます。入眠潜時が30分を超える人は、以下の「睡眠トレーニング」が必須です。まずは30分以下を目指す。それが達成できれば、「健康な睡眠」といえる10分以下を目指してください。

睡眠トレーニングの実際

睡眠トレーニングというと、何か大変そうですが、実際には「寝る前2時間をリラックスして過ごす」ただそれだけです。

寝る前2時間のリラックスで、交感神経が自然に副交感神経に切り替わり、自然と深い睡眠に入っていきます。寝る前の２時間は、いうならば「リラックスのゴールデンタイム」です。一日で一番リラックスすべき時間帯。この「リラックスのゴールデンタイム」を上手に活用すれば、深い睡眠に入り疲労やストレスも完全回復し、翌日もバリバリと全力で仕事をすることができます。

この2時間をリラックスできない人は、疲れやストレスから十分に回復できないので、疲労もストレスも徐々に蓄積していきます。それはある日、うつ病のようなメンタル疾患、あるいは脳卒中のような身体疾患として、突如、発病するかもしれません。

睡眠トレーニングですが、具体的には以下の９つの行動を寝る前2時間にしないだけです。

1　食事
2　飲酒
3　激しい運動
4　熱い風呂
5　視覚系娯楽（ゲーム、映画）
6　光るものを見る（スマホ、パソコン、テレビ）
7　明るい場所で過ごす（蛍光灯のある職場、コンビニなど）
8　カフェイン摂取（コーヒー、紅茶、ウーロン茶）
9　喫煙

「しないだけ」といいますが、多くの人はこのうち半分くらいを、寝る前2時間にやっているのではないでしょうか。

逆に寝る前2時間に推奨されるのは、

1　のんびり過ごす
2　ぬるめのお風呂にゆっくりつかる、足浴

3　ストレッチなどの軽い運動
4　家族とのコミュニケーション
5　リラックスする音楽
6　読書
7　ペットとのたわむれ

ただ、のんびりと、あるいはダラダラと過ごしていいのです。

仕事から帰っても、多くの人はやることが多すぎる。寝る前2時間を、コマネズミのように動き回っていては、交感神経優位のまま布団に入ることになりますので、心も身体も昼の状態。睡眠もうまくとれないし、疲れもとれないということになってしまいます。

2時間が無理ということであれば、せめて1時間だけでも、リラックスして過ごしてほしいものです。

前述した、呼吸法のトレーニングや自律神経訓練法なども、寝る前に行うとリラクゼーションを促進しますのでお勧めです。

交感神経は「活動」であり、副交感神経は「リラックス」です。一日中活動している人は、交感神経を使いすぎで、自律神経のバランスも悪くなります。意識的にリラックスする時間を作って、身体と心の緩急のバランスをとる。それが、自律神経のバランスをとることであり、緊張や感情をコントロールする基盤を作ることにもなるのです。

ぐっすり眠るためのさらに詳しい方法については、拙著Kindle電子書籍『精神科医が教えるぐっすり眠れる12の法則　日本で一番わかりやすい睡眠マニュアル』を参考にしてください。

リラックスのしすぎに注意しよう

本章で紹介した「副交感神経切り替え術」は、非常に強力なものです。90キロ、100キロの過緊張状態であっても、2つ、3つ組み合わせるだけで、過緊張に対して強烈なブレーキをかけて、50、60キロの適性緊張の状態にしてくれます。

1つだけ注意していただきたいのは、「副交感神経切り替え術」をあまりにも徹底してやりすぎると、「リラックスしすぎ」の状態に陥るということ。

スピードメーターでいうと、10キロ、20キロのノロノロ運転の状態。「テンションが上がらない」という状態になってしまいます。

リラックスしすぎの兆候をもう一度繰り返しお伝えしておきます。

意欲低下、気分がのらない、注意散漫、意気消沈、投げやり、眠気です。

試験の最中に、眠たくなってしまっては、間違いなくパフォーマンスは下がり、十分な実力を発揮できません。

あなたが目指すべきは「緊張」と「リラックス」がほどよく混じった「適性緊張」の状態です。「完全なる平常心」「極めてリラックスした状態」になってしまうと、パフォーマンスは間違いなく下がりますので、「副交感神経切り替え術」の使いすぎにはご注意ください。

「緊張のスピードメーター」を頭の中にイメージして、「今、自分は何キロで走っているか？」を自己観察する。50、60キロの「適性緊張」の状態になるように、上手にコントロールする必要があります。

第3章

セロトニンを活性化する

緊張を味方にする第2戦略

「落ち着き」と「平常心」をもたらすセロトニン

緊張を味方にする第1戦略は「副交感神経を優位にする」でした。続いて、緊張を味方にする第2戦略は「セロトニンを活性化する」です。

セロトニンという脳内物質。緊張コントロールに限らず、私たちが健康に生活していくためには不可欠な脳内物質なので詳しく説明していきます。

セロトニンを一言で言うと「癒しの物質」です。「落ち着き」「平常心」「心の安定」「共感」などを司っています。

セロトニンの作用をただ列挙してもイメージがつかみづらいでしょうから、具体的な例を挙げましょう。それによって、セロトニンのイメージを固めてください。

セロトニンが適正に分泌されると、どのような状態になるのか。そして、逆にセロトニンが不足すると、どのような状態になるのか。そのイメージができていれば、今の自分にセロトニンが足りているのか不足しているのかを、自分で判断することができるようになります。

座禅をする僧侶

セロトニンが活発に出ている状態の一つは、禅宗のお坊さんが、座禅を組んで瞑想しているイメージです。非常に心が穏やかで、安定していて、落ち着いている平常心の状態。物腰もやわらかく、心に余裕がある。イライラしたりカッとすることは全くない。心の安定感、心のしなやかさを備えており、他の人にもすごく共感できる。そういう心が穏やかな状態。これが、セロトニンが活発に分泌されている状態です。

朝の森林浴

別な状態をイメージしてみましょう。あなたは、朝早起きして、森林の中を散歩しています。空は突き抜けるような青空。空気はきれいで澄み渡っています。「実にすがすがしい」「ああ、気持ちいい」「さわやか」「癒される」という気持ちになります。こういうときに、セロトニンが出ていると思ってください。

このような、「すがすがしさ」とか、「気持ちよさ」。穏やかな幸福感。同じ幸福感でも、「やったぜ！」「サイコー！」と叫びたくなるようなドーパミンによる動的幸福感とは真逆です。心が穏やかであることに対する気持ちのよさ。「癒し」や「安らぎ」といった静的幸福感が、セロトニンによってもたらされるのです。

うつ病（セロトニンが足りないと）

セロトニンが十分に出ていると、心が安らぎ癒された感情に満たされます。では、逆にセロトニンが足りない。セロトニンが不足すると、どのような状態になるのでしょう。

セロトニンが不十分だと、朝に弱い。イライラする、カッとしやすい、キレやすい、感情が不安定、ぐっすり眠れない、共感力が低い、ものごとの切り替えができない、などの症状を呈します。いくつか当てはまる人は、要注意です。以下のセロトニン・トレーニングをしっかりやる必要があります。

そして、セロトニンがものすごく低下した状態。それが「うつ病」です。セロトニンがものすごく低下してしまい、脳内でセロトニンが枯渇してしまい、なかなか元にもどらなくなってしまった状態。それが、「うつ病」です。ですから、先ほどの朝に弱い、眠りが浅い、イライラする、気分が不安定といった症状は、全て「うつ病」の症状でもあります。

セロトニンは、脳内物質の調整役

セロトニンは「癒しの物質」である。これは、様々な脳科学本に書かれています。しかし、実はセロトニンには、もう一つ重要な役割があります。それは、他の本にはあまり書かれていないし、どういうわけか「緊張本」や「あがり症本」にもあまり書かれていません。

それは、**「セロトニンは、他の脳内物質を調整する」**ということです。他の脳内物質が出すぎていれば、ブレーキをかけて減らす方向に調整する。他の脳内物質が少ない場合は、アクセルを踏むように働きかけて、その物質の分泌を増やす方向に調整する。増えても減ってもちょうどよく調整する。「脳内物質の調整役」というのが、セロトニンの重要な役割です。

緊張の本質は、ノルアドレナリンです。ノルアドレナリンが過剰に分泌されることで、過緊張になります。ですから、ノルアドレナリンの過剰な分泌を減らすことができれば、過緊張にはならない。「緊張」についての根本的な解決が得られます。

セロトニンは過剰になったノルアドレナリンをちょうどいい具合に調整してくれる。つまり、**セロトニンが適切に働く状態を作っておくだけで、過緊張は勝手にコントロールされる**のです。

セロトニンをトレーニングすることで、「過緊張」を根本的に解決することができる、という夢のようなお話です。

「緊張しすぎる」は改善できる！

極度のあがり症とも言われるＳＡＤ（社交不安障害）には、ＳＳＲＩ（選択的セロトニン阻害薬）が効果があります。ＳＳＲＩというのはセロトニンを増やす薬です。つまり、極度のあがり症においては、セロトニン機能の不全が、その発症原因として関与している可能性があります。

ＳＡＤに限らず、緊張しすぎる人、あがりやすい人というのは、セロトニンが弱まっている可能性があるのです。**過労やストレス、不規則な生活で、セロトニン神経は弱まります。そうすると、感情や緊張のコントロールができなくなるのです。**

あなたは仕事が忙しく、残業も多く、仕事で一杯一杯になっている状態で、キレやすくなったり、怒りっぽくなったり、あるいは夫婦喧嘩が多くなったり、ということを経験したことはありませんか？

セロトニンは緊張のコントロールに限らず、感情のコントロールにも深く関わっています。キレやすい人、感情のコントロールが苦手な人は、セロトニン神経が弱っている、セロトニン分泌が減っている可能性が十分に考えられます。

その場合は、セロトニン神経を活性化させることによって、セロトニンの分泌を正常化さ

表5　照度と明るさの目安

照度（ルクス）	明るさの目安
100,000	晴天（屋外）
30,000	曇天（屋外）
15,000	雨（屋外）
2,500	晴天（日の出後） 晴天（窓際1メートル）
1,000	パチンコ店内
500	蛍光灯照明事務所

（周囲の状況によって変化しますので、あくまでも目安となります）

せ、感情や緊張のコントロール力を高めることができるのです。

あなたは「自分は緊張に弱い」。そして、「その性格は一生変えられない」と思っているかもしれませんが、それは間違いです。どんなに緊張に弱い人でも、セロトニン神経を鍛えれば、今より必ず緊張に強くなります。自分の力で緊張のコントロール力をアップさせることができるのです。「緊張しすぎる」の根本的な解決ができる。それは、脳科学的に見て間違いありません。

セロトニン活性法1　朝日を浴びる

セロトニンを活性化する最も簡単な方

法。それは、朝日を浴びることです。

朝、２５００ルクスの光を5分間浴びるだけで、セロトニン神経は活性化します。網膜から入った光刺激が、脳幹の「縫線核《ほうせんかく》」に伝達されると、「セロトニン合成を開始しなさい！」という司令が発せられ、セロトニンの合成がスタートします。

セロトニンの合成は、朝起きてからスタートし、午前中にピークに達し、午後になると低下し、夜になるとほとんど作られなくなります。これが、正常のセロトニン合成のリズムです。そのスタートの合図が、朝の「太陽の光」なのです。

２５００ルクスとは、どのくらいの明るさでしょうか？（表5） 晴天の朝の日の出が、ちょうど、２５００ルクスです。曇りの日の屋外で3万ルクス。雨の日でも、１万５０００ルクスあります。ちなみに、晴れの日の直射日光だと、10万ルクスもあります。

つまり、早朝でも、曇りでも、雨でも、外に出て太陽の光を浴びると、それだけでセロトニン合成のスイッチが入るのです。

そして、室内でも晴れた日の窓際1メートルくらいであれば、２５００ルクスの明るさがあります。東向きの朝日の入る部屋であれば、家の中にいてもセロトニンのスイッチがオンになるといえます。

原始人は、朝日とともにパッチリ目が覚めて、セロトニンのスイッチをオンにして一日の活動をスタートしていた。だからこそ、朝日の照度が、ちょうどセトロニンのスイッチがONになる照度になっているのでしょう。人間の身体は、非常に合理的にできているものです。

室内でも日当たりのよい部屋にいれば、セトロニンのスイッチがONになりますが、セロトニンが弱っている人や、うつ病で治療中の人は、外に出て散歩をしたいものです。**セロトニンを活性化する最も効果的で確実な方法は「朝の散歩」です。**

朝が苦手な人は、カーテンを開けて寝よう

そもそも朝の散歩以前に、「朝起きるのが苦手」「朝、なかなか起きられない」「無理に起きても気分が悪く、頭がボーッとしている」という人もいるでしょう。まさにそれこそが、「セロトニン神経が疲れている」証拠です。

そういう人は、「カーテンを開けて寝る」ことをお勧めします。朝起きがつらい原因の一つは、朝、目が覚めた状態で、脳内でセロトニンが全く作られていないことと関係しています。

カーテンを開けて寝ると、部屋に自然に朝日が入りますので、セロトニンは完全とはいえないものの、アイドリング程度には生成を開始します。目覚まし時計が鳴って、起きなければいけない時間までには、ある程度セロトニンの活性が高まりますので、気分よく起きることができるのです。

セロトニンは午前中に作られる

セロトニンは、基本、午前中にしか作られないと考えてください。朝、朝日ともに一気に生成がスタートし、午後の遅い時間になるとほとんど作られなくなります。夕方から日没頃には、セロトニンを原料としてメラトニンが作られ始めます。メラトニンとは睡眠物質です。メラトニンが高まることで「眠気」が生じます。

ですから、夜勤の人や水商売の人など、早朝に帰宅して、午前中に寝ている人は注意が必要です。セロトニンが非常に作られづらい状態になっている。セロトニン不足に陥りやすい、あるいはすでに陥っているかもしれません。

休日だけでも午前中に散歩をする、以下紹介する「リズム運動」や「咀嚼」なども併用して、セロトニンを活性化する努力が必要です。

「引きこもり」や「不登校」のお子さんの場合、夜中までゲームやスマホをして、午前中はずっと寝ている人の場合が多いです。本人は、「具合が悪いから午前中寝ている」と言いますが、午前中寝ていることで、セロトニンが作られない。セロトニンは「意欲」とも関わりますから、セロトニンが作られないと、学校に行きたいという気持ちにはなりません。

「午前中寝ている」こと自体が、引きこもり、不登校の原因になっているのです。

では、引きこもり、不登校の治療はどうすればいいのか？　それは、「早起き」です。学校に行かなくてもいいから、朝7時に起きる習慣をつけていく。そうすると、午前中にセトロニンが作られるようになりますので、しだいに「学校に行こう」という意欲も湧いてきます。

午前中に寝続けている限りは、「引きこもり」や「不登校」は治らないと考えてもいいくらいです。「早起き」を習慣化するだけで、「引きこもり」や「不登校」は治ります。

とにかく。午前中はセロトニンを作る時間帯。太陽の光を浴びたり、以下の「リズム運動」にしても、午前中にやらないと効果は薄いのです。

セロトニン活性法2　リズム運動

セロトニンを活性化する第2の方法。それは、「リズム運動」です。

リズム運動とは、ウォーキング、ジョギング、自転車、水泳、ダンス、ラジオ体操など、「1、2、1、2」の掛け声でできるリズミックな運動は、全てリズム運動です。

ゴルフのスイングや野球の素振りなども、リズム運動に含まれます。あるいは、読経（お経を読む）、カラオケなどもリズム運動のような効果があるといいます。

リズム運動の代表格は、ウォーキングやジョギングです。屋外を散歩するというのが、最も簡単で取り組みやすく、それでいて効果の高いセロトニンを活性化するためのリズム運動といえます。

セロトニンを活性化するための**リズム運動の必要時間ですが、最低5分は必要です。できれば、15分から30分が推奨されています。**しかし、30分以上になると、疲れが出てきます。身体が疲れるというよりは、セロトニン神経が疲れてくるのです。ですから、セロトニンを活性化させるリズム運動は、30分やれば十分ということがいえます。

セロトニン活性法としてリズム運動を行う場合は、いろいろと考えごとはしないで、リズムに集中してください。つまり、「ながら」禁止ということです。

リズミックな音楽であればいいのですが、英会話の音声などを聞きながらやると、セロトニン活性効果が失われてしまいます。「セロトニン脳がメトロノームのようにリズムを刻む」ことが、セロトニン神経の活性化につながります。

あれこれ考えないで、ひたすら歩く。何も考えないで、淡々と歩くことが、リズム運動の効果を最大化します。

セロトニン活性法 3

朝食をとる

最近の健康法の本を読むと、「朝食は食べない方がいい」とか「一日一食が健康にいい」とか「糖質制限ダイエットがいい」とか、いろいろなことがいわれています。

私もいろいろ調べながら、様々な食事法、ダイエット法を実践していますが、どれがベストなのかはよくわかりません。ただし、私は、精神科医として、脳科学の専門家として、脳を活性化させて、バリバリと効率的に仕事をしていくためには、「朝食は必須」と考えています。特に、「セロトニン」という意味においても、朝食はものすごく重要です。

なぜならば、セロトニンを活性化するためには、朝食が必要だから。正確にいうと、「咀嚼（そしゃく）」「噛む」ということが重要になります。なぜならば、**「噛む」ことはリズム運動だからです。15分かけて朝食を食べれば、それだけでセロトニンは活性化します。**

ですから、ちゃんと朝早く起きて、朝ごはんを食べている人は、セロトニンが活性化されているはずです。

朝食を食べても噛まないのはダメです。例えば、シリアルに牛乳をかけたもの、フワフワのパン、お茶漬けなどです。あなたのお子さんが、「朝、時間がないから」と言って、1分くらいでササッと食べて、「じゃあ行ってきます!」とか、そういう朝食の食べ方では、しっかりと噛んでいませんので、全くセロトニンが活性化されないのです。

では何を食べるのがいいのかというと、いわゆる和食の一汁一菜です。ご飯とお味噌汁と、あと何か一品。お米はしっかり噛まないと食べられないので、米食であれば必然的に「噛む」ことが習慣になります。また、お皿が複数あるということは、交互に食べることになりますから、それなりに時間もかかります。

朝の米食で、セロトニンが活性化するのです。

セロトニン活性法4　トリプトファンを摂取する

セロトニンを活性化するためには、「何を食べるのか?」ということが、とても大切です。なぜならば、セロトニンはトリプトファンというアミノ酸がなければ、生成できないので、まずトリプトファンを摂取することが重要です。**トリプトファンは必須アミノ酸ですから、他のアミノ酸から誘導することができません**ので、トリプトファンの入った食事をとることが必要です。

トリプトファンはいつ摂取すべきか?

ラットにトリプトファンを摂取させ、その後の血中および脳内のトリプトファンの量を調べた研究では、摂取から30分後にトリプトファンの血中濃度と脳内の濃度の有意な上昇が確認されました。また、トリプトファンから作られるセロトニンの量も、やはり30分後に有意に高くなり、1時間後も持続していました。

トリプトファンは摂取後、速やかに吸収され、すぐにセロトニンの原料として動員されるので、トリプトファンを摂取するタイミングとしては、「朝」が最も望ましいといえます。

トリプトファンを多く含む食材は、穀物（米、玄米）、乳製品（チーズ、ヨーグルト）、豆類（豆腐、納豆などの大豆）、卵黄、ナッツ類（アーモンドなど）です。

トリプトファンは、様々な食材に含まれていますので、極端な偏食や絶食をせず、普通に食事をとっていれば不足することはないといわれています。しかし、重要なのはトリプトファンの「脳に移行しづらい」という性質です。

牛肉、豚肉、鶏肉など、肉類にも多くのトリプトファンが含まれていますが、動物性タンパク質は、トリプトファンの脳内の移行を阻害します。ですから、トリプトファンは植物性タンパク質から取るべきです。

さらに、トリプトファンが脳内に移行するためには「糖質」が必要となります。**糖質とトリプトファンを一緒に取ると、脳に効率よくトリプトファンが吸収される**のです。ですから、厳しい糖質制限をしていると、トリプトファン自体は不足していないのに、脳内のトリプトファンが不足する可能性もあります。

それともう一つ。セロトニン合成には、ビタミンＢ６が必須です。ビタミンＢ６が不足すると、原料のトリプトファンがたくさんあっても、工場が稼働しない状態となります。

ビタミンＢ６は、豚肉、玄米、豆乳、納豆、バナナ、青魚などに多く含まれます。

トリプトファン、糖質、ビタミンＢ６の全てが含まれる食材があります。それは、バナナです。昔、「朝バナナダイエット」というのが流行りましたが、**セロトニン生成の観点から見ると、最も推奨される食材は、バナナということになります**。

他にも、「納豆ご飯」や「卵かけご飯」に豆腐のお味噌汁。これでも、トリプトファンと糖質とビタミンＢ６をバランスよく摂取することができます。伝統的な和食が、セロトニンを活性化するのです。

トリプトファンのサプリメントは飲むな

トリプトファンと食事の話をすると、「トリプトファンのサプリメントはどうか？」という質問が必ず出ます。結論からいえば、トリプトファンのサプリは、飲むべきではありません。

トリプトファンは、糖質やビタミンＢ６と一緒に取らないと意味がないので、食事から取るべきなのです。

さらに、トリプトファンのサプリメントを飲むと、セロトニン症候群という重篤な副作用を起こす場合があります。ＳＳＲＩといったうつ病の薬を飲んでいる人の場合、セロトニン症候群のリスクがさらに高まります。

トリプトファンのサプリが、うつ病の治療や予防の効果があるかどうかを調べた研究がいくつもありますが、いずれも効果がないという結果になっています。

セロトニン活性法について重要なのは、メインは「日光」と「リズム運動」であり、「食事」はサブと考えてください。毎日、バナナを食べていたとしても、午後に起きて朝日を浴びていなかったり、リズム運動の習慣がないのであれば、セロトニンは活性化しないのです。

セロトニン活性法5　3ヶ月続ける

「セロトニン活性法」を4つお伝えしましたが、残念ながらこれを2、3日やっても、目覚ましい効果が得られるものではありません。重要なのは、続けるということ。あなたがもしセロトニン神経が弱っているとするのなら、それを正常に戻すためには「3ヶ月」のセロトニン・トレーニングが必要となります。

なぜかというと、セロトニンは、ノルアドレナリン、ドーパミン、エンドルフィンなど、様々な脳内物質を調整する役割を持っているからです。ノルアドレナリンが多ければ減らすように調整する。ノルアドレナリンが少なければ、増やすように調整するのです。そして興味深いことに、セロトニンは自分自身、セロトニンの分泌をコントロールしているのです。セロトニンの場合は、「セロトニン自己受容体」を介して、セロトニンの分泌を「安定」させる方向に調整します。

例えば、先に紹介した「セロトニン活性法」を、あなたが今日から毎日、真剣に行ったとします。セロトニン神経をガンガン活性化させます。しかし、その急激な変化に「それ、急に活性化しすぎて今までと違うじゃん」とセロトニン自己受容体は判断して、セロトニンを過剰に活性化させないように「抑制」してしまうのです。

「セロトニン活性法」をスタートすれば、多少の効果は出るのですが、1、2週間頑張っても、目覚ましい効果は出づらい。

しかし、あきらめずに、「セロトニン活性法」を継続していくと、セロトニン自己受容体が減っていきます。セロトニン自己受容体による「抑制」が外れて、セロトニンがバッチリ活性化され、気分も安定し、朝も爽やかな気分に包まれるようになります。

セロトニン自己受容体が減るまでの期間は、約3ヶ月です。つまり、セロトニン・トレー

ニングを、コツコツ継続していく。最低でも3ヶ月は続ける必要があるのです。

うつ病の患者さんを抗うつ薬で治療する場合も、薬の効果発現には約３ヶ月かかるのですが、それも同様の理由です。セロトニンの受容体の数や機能に変化が起きるのには、約３ヶ月の期間を要するので、それまでの間はあきらめずに根気よく治療を続ける必要があります。

３ヶ月というと長いかもしれませんが、朝早起きして、太陽の光を浴びて、ちょっとだけ散歩する。朝ごはんをきちんと食べる。たったこれだけのことで、セロトニンは十分に活性化されます。

緊張や感情のコントロール力を強めるというだけではなく。心の健康のためにも、ものすごくよい習慣といえますから、ぜひ、あなたの毎日の習慣に取り入れてほしいと思います。

セロトニン活性法６　ガム

「３ヶ月も続けるのは大変」。あるいは、「やっぱり朝起きるのは苦手。もっと手っ取り早くセロトニンを活性化する方法はないのか？」　そんな人もいるかもしれません。そんな人にお勧めなのが「ガム」です。

ガムを噛むというのは、顎の筋肉を使う。咀嚼運動になりますから、**ガムを噛むだけでセ**

ロトニンを活性化することができます。アメリカ、大リーグの選手で、ガムを噛んでいる選手をたくさん見かけますが、「ガムを噛む」ことによるリラックス効果を活用しているのです。過緊張を「適性緊張」に調整して、「ゾーン」に入る工夫といえるでしょう。

ガムによるセロトニン活性効果を得るためには、最低でも「5分」は噛む必要があります。ある研究によると、ガムを20分噛んだだけで血中セロトニンレベルが10％アップし、30分噛むと15％アップした、という結果が出ています。ガムを20分以上噛むことで、目立った効果が得られます。

セロトニン活性法 7　姿勢を正す

もっと簡単にできて即効性のあるセロトニン活性法はないのですか？　そんな欲張りなことを思われる読者の方もいるかもしれません。実は、まだよい方法があります。

1秒でできますので、とても簡単です。それは、「姿勢を正す」「背筋を伸ばす」ということです。

プレゼンテーションで緊張する人には、共通点があります。プレゼンでシドロモドロになっている人は、たいてい前かがみになっています。モデルさんのように背筋をシュンと伸ばし胸を張った状態で、シドロモドロになっている人を見たことがありません。あるいは、禅宗の僧侶の方で、猫背になっている人もまずいないでしょう。背筋がスーッと伸びているのです。

セロトニンというのは、「姿勢」と深く関係しているのです。セロトニンは表情筋をコントロールしていると「笑顔」のところで書きましたが、実は表情筋だけではなく抗重力筋もコントロールしています。抗重力筋とは直立するのに必要な筋肉です。

セロトニンが弱まると抗重力筋がコントロールを失い、背筋が丸くなり、姿勢が悪くなります。逆に背筋を伸ばすことでセロトニンが活性化されます。

私は何百人ものうつ病の患者さんを診察してきましたが、ほとんどの方が、前かがみになっていて姿勢が悪いです。背筋をすっと伸ばして診察室に入ってきたうつ病の患者さん。今まで、一人たりとも見たことがありません。

うつ病とはセロトニンが著しく低下した状態です。セロトニンによる抗重力筋のコントロールが弱まり、姿勢が悪くなる。前かがみや猫背になるのです。

「笑顔」とセロトニンの関係。笑顔を作るとセロトニンが活性化するように、姿勢においても、姿勢を正すことでセロトニンが活性化します。

姿勢を正すだけでスピーチがうまくなる

ニュージーランド、オークランド大学、ブロードベント博士らの研究では、軽度から中度のうつと診断された61名の被験者、その全員に「背中を丸める傾向」が認められました。被験者を「背筋をまっすぐ伸ばして座る」グループと「普通に座る」グループの2グループにわけて、プレッシャーがかかる状況で5分のスピーチをしてもらいました。

その結果、背筋を伸ばして座った被験者は、そうではないグループよりもエネルギー、やる気、注意力が増し、恐れが減り、自尊心が高まることが明らかになりました。さらに、スピーチの際も自己紹介が上手で、言葉数が増え、一人称の言葉（わたし）が減り、よりエネルギッシュな傾向が得られたのです。

また、どちらのグループにおいても、肩がまっすぐになっていて猫背の度合いが少ないほどネガティブな感情や不安が低くなりました。

姿勢を正してスピーチするだけで、不安や恐怖が減り、上手にスピーチができるようになったということ。「姿勢を正す」ことによる効果は、即効性で得られるのです。

人前で話すときに緊張しやすい人は、話すときに「背筋を伸ばす」ことだけに注意してスピーチをしてみてください。とにかく姿勢だけは、モデルさんのように背筋がスーッと伸びた正しい姿勢、かっこいい姿勢を意識してください。頭のてっぺんに紐がついていて、それを引っ張り上げられているイメージです。

姿勢を正すだけで、過緊張にはならないのです。姿勢を意識しないときと比べて、間違いなく落ち着いて話すことができます。

姿勢が悪いと深呼吸ができない

正しい姿勢で立つだけでセロトニンは活性化されます。また、正しい姿勢で首を持ち上げて、顔と胸を正面を向けて話すと、自然に腹式呼吸になるのです。猫背の状態では、自然に呼吸が浅くなり、息を十分に吸い込めなくなります。

試しにやってみてください。前かがみの状態で、横隔膜を上下させる正しい深呼吸、複式呼吸ができますか？　物理的に無理です。絶対にできないのです。

つまり、「正しい姿勢」をとるだけで、セロトニンが活性化して、緊張しない深い呼吸（腹式呼吸）が自然にできるようになる。一石二鳥の緊張コントロール法といえます。

私も姿勢はよくない方なので、姿勢に関してはいつも注意しています。正しい姿勢をとると、会場全体を見渡せるようになります。どうしても下向きになる猫背と比べて、正しい姿勢だと、視線が前方にむくので視界が開けます。精神的にも落ち着いた状態になり、会場全体、参加者一人ひとりの表情を観察する余裕も出てくるのです。

試験の開始前など、座った状態でも同じです。試験開始、1分前の最も緊張する時間帯。「姿勢を正そう」「背筋をピンと伸ばそう」と意識してください。不思議と緊張感が収まるのです。試験が始まるとどうしても前かがみになるので、始まる前だけでも「背筋を伸ばす」を意識すると、緊張は緩和します。

姿勢が悪くて、緊張にものすごく弱いという人は、発表の場面に限らず、普段から背筋を伸ばす、正しい姿勢を意識してください。それが、セロトニンのコントロールにつながります。姿勢をコントロールできるようになれば、感情や緊張もコントロールできるようになります。

第4章

ノルアドレナリンをコントロールする

緊張を味方にする第3戦略

ノルアドレナリンとは何か？

緊張を味方にする戦略として「副交感神経を優位にする」「セトロニンを活性する」の二つの方法をお伝えしました。そして、いよいよ「第3の戦略」。それは、「ノルアドレナリンをコントロールする」ことです。

緊張状態では、ノルアドレナリンが分泌されています。ですから、「ノルアドレナリンを下げる」ことで緊張は緩和されます。ノルアドレナリンは、「緊張そのもの」と言える脳内物質なのですが、そもそもノルアドレナリンとはどういう物質なのか説明しておきましょう。

ノルアドレナリンを一言でいうと、「原始人が猛獣と出会ったときに出る脳内物質」と考えるといいでしょう。原始人がサーベルタイガーと出会ってしまったらどうするか？

闘うか？　逃げるか？　とるべき行動は、2つに1つしかありません。

ボーッとしていると、間違いなく殺されます。ですから、こうした緊急事態に遭遇した場合は、闘うか逃げるかを一瞬で判断して、闘うならすぐ武器を手にとって攻撃する。逃げるなら一目散に逃げる。とにかく早く判断し、早く行動にうつすことが生きながらえるためには絶対に必要です。この追い詰められた状況において、一瞬で正しい判断を行うための脳内物質が、ノルアドレナリンです。

ノルアドレナリンは、「闘争か逃走か」の物質。英語では、「Fight or flight」の物質と呼ばれます。ノルアドレナリンは、私たちを生きるか死ぬかの限界状況から救ってくれる、危機回避のための緊急物質なのです。

ノルアドレナリンは「最高の味方」

ノルアドレナリンが分泌されると、脳が研ぎ澄まされて、集中力が高まり、判断力が高まります。つまり一瞬で正しい判断ができるようになるというのが、ノルアドレナリンの特徴です。

同時に記憶力が高まり、学習能力も高まります。なぜかというと、猛獣と出会ったときに、どういう場所でどういうシチュエーションで出会ったかをきちんと覚えていないと、また同じ目に遭うからです。ノルアドレナリンが分泌されると、記憶力も研ぎ澄まされます。

さらにノルアドレナリンは、筋肉をはじめとして身体能力を高める作用もあります。つまり、一目散で逃げる場合も、闘う場合も、筋肉や心肺機能を増強して、有利になるように応援してくれるのです。

緊張しているときには、ノルアドレナリンが出ている。ノルアドレナリンの分泌イコール、

「緊張」と言い換えてもいいほどです。つまり「緊張」というのは「敵」ではない。**「生きる」ために絶対に必要な、「最大パフォーマンスを発揮するための準備状態」が「緊張」の正体であり、それを現実化する物質がノルアドレナリンです。**

集中力、判断力が高まり、記憶力、学習能力が高まり、身体能力も高まって、脳の働きがピークに達する。私たちの脳と身体パフォーマンスが最高に高まる。ですから、「緊張」も「ノルアドレナリン」も、私たちにとって「最高の味方」と言えるのです。

夏休みの宿題を1日で終わらせる奇跡の脳内物質

夏休みの宿題を最後の1日だけでやってしまった、という経験はありませんか？

おそらく、誰でも経験していることと思います。なぜ、そんなことができるのでしょう？最後の1日でできるのなら、最初の1日でもできるはずですが、それは実際にはできない。何日もかかるはずの夏休みの宿題を、なぜ1日で終わらせることができるのか？　それは、ノルアドレナリンが分泌されているからです。

絶体絶命の追い詰められた状態。制限時間が決まったギリギリの状態。切羽詰まった状態。そういったときに出るのが、ノルアドレナリンです。

「背水の陣」「窮鼠猫を噛む」。人間が追いつめられた時に普段よりはるかに高いパフォーマンスを発揮することは、故事やことわざにも表れていますが、それはまさにノルアドレナリンの作用を言い表したものです。

一言で言えば、ノルアドレナリンという物質は、私たちをスーパーマンにしてくれる物質です。ノルアドレナリンが分泌された方が、パフォーマンスが上がる。間違いのない事実です。

アドレナリンとノルアドレナリンはどう違う？

さて、ノルアドレナリンとは別に「アドレナリン」という物質を聞いたことがあると思います。すごく興奮した状態で「アドレナリンが出る！」と言ったりします。アドレナリンとノルアドレナリン、非常に似た名前の2つの物質、一体、何が違うのでしょうか。

詳しく説明すると何ページも必要になりますので、ここではザックリとした違いだけを説明します。ノルアドレナリンもアドレナリンも別名「闘争か逃走か」の物質といわれます。猛獣に遭遇したときに闘うか、逃げるかを応援する物質です。いずれも、チロシンから作られ、構造式も類似しています。その作用も「集中力を高める」「記憶力を高める」「心拍数を上げる」「筋力を増強する」など共通する部分も多いのです。

一番異なるのは、受容体の分布です。ノルアドレナリンの受容体のほとんどは脳内にあり、アドレナリンの受容体のほとんどは心臓や筋肉など全身にあります。

つまり、**危険に直面したときに脳に働いて集中力を高め、瞬時に正しい判断ができるようにサポートするのがノルアドレナリン。危険に直面したときに、心肺機能を高めて、全身に血液を送り、筋力を増強して、身体機能を高めるのがアドレナリン。**

主に脳に効くノルアドレナリン。主に全身に効くアドレナリン、という理解でいいと思います。

ノルアドレナリンとアドレナリンは、ほぼ同時に分泌されていると考えていいでしょう。緊張、不安の状態では、ノルアドレナリンとアドレナリンの両方が出ています。さらに、不安を超えて「恐怖」の状態になる、あるいは「怒り」「激しい興奮」の状態では、アドレナリンが多く出るといいます。

アドレナリンとノルアドレナリンの違いについてさらに知りたい人は、拙著『脳を最適化すれば能力が2倍になる』（文響社）をお読みください。その違いが、数ページにわたって解説されています。

恐怖で足がすくむ理由

原始人がサーベルタイガーと遭遇した場面。コチラが気づいた瞬間に、サーベルタイガーはすでにコチラに向かって飛びかかってきました。全身は恐怖に支配され、足はすくんで逃げ出すことができません。頭が真っ白になって、どうしていいかもわからない。

「あーーー、どうしよう。どうしたらいいんだ」

危険な状態がピークを超えて、本当に「死」を意識する瞬間、人間は強烈な「恐怖」を感じ筋肉が硬直します。

ノルアドレナリンの分泌が増えると、「緊張」から「不安」へ。さらに「恐怖」へとエスカレートしていきます。そして、「強い不安」や「恐怖」を感じる状態では、大量のノルアドレナリン、さらにアドレナリンも分泌されていると考えられます。

本来、判断力を高め、瞬発力を高めるはずのノルアドレナリンですが、大量に分泌されると機能異常を起こしてしまうのです。筋肉への血流が増えすぎると、筋肉は緊張しすぎて体がこわばり足もすくみます。「頭が真っ白になる」というのも、ノルアドレナリンが出すぎたときの兆候と考えられます。

つまり、適量のノルアドレナリン（適性緊張）は、私たちの脳や身体の働きをピークに持っていくわけですが、過剰なノルアドレナリン（過緊張）は、むしろマイナス。ノルアドレナリンの分泌を減らして、「過緊張」から「適性緊張」へと持っていく必要がありますが、その方法について以下説明していきます。

脳の危険感知システム「扁桃体」

「ノルアドレナリンが出る」という表現を使っていますが、ノルアドレナリンは勝手に出るわけではありません。ノルアドレナリンを出すか出さないかを判断する脳の部位があります。それは、「扁桃体《へんとうたい》」です。

「扁桃体」は、ノルアドレナリンのコントロールセンターと考えればいいでしょう。

人間は何か出来事に遭遇したときに、扁桃体は「その状況」が自分にとって、命の危険があるのか、ないのか。安全なのか、危険なのか。快なのか不快なのかを一瞬で判断します。

扁桃体がその判断をくだすまでの時間は、2ミリセカンドといいます。なんと1000分の2秒。本当に一瞬です。その一瞬の時間で、扁桃体は「危険／安全」「快／不快」を判断するのです。

例えば、子供が何か食べ物を口に入れました。と思ったら「ペッ」と口から出しました。「大嫌いなニンジンだ！」と思うのは、口から出した後です。**自分にとって「不快」であるという認識は一瞬で行われ、後から「言語情報」（理性）の部分が働きます。**

こういう反応が、私たちの日常のありとあらゆる刺激、体験の中で、起こっているのです。常に、一瞬一瞬、起こっていると考えられます。こうした扁桃体の「危険感知システム」によって、私たちの命は守られているのです。

交差点で自転車がコチラに向かってきた。「危ない！」と思う前に、サッと身体を引いてよけている。そんな芸当ができるのも、扁桃体の「危険感知システム」のおかげなのです。

扁桃体の「危険感知システム」がなければ、自転車と衝突してから「危ない！」と気づき、異物を飲み込んでから「変なものを飲み込んでしまった！」と気づきます。扁桃体の「危険感知システム」なしでは、私たちは自分の身を守ることはできないのです。

恐怖は先天的？　後天的？

あなたは、森林の中を散歩していました。一歩踏み出したところ、足元にヘビがいるではないですか。「ギャー、ヘビだ！」と叫ぶ前に、あなたは足を踏み出すのをやめて、後ろに飛び退けているはずです。

さて、どうしてこういう反応が、自動的に起きるのでしょうか。それは、「ヘビというのは、危険な生き物である」という予備情報が、あなたの脳内にすり込まれているからです。

足元に可愛らしいリスを発見したとき、「ギャー、リスだ！」と飛び退ける人はいないと思います。

恐怖というのは、何によって規定されるのでしょう？　もしそれがわかるとすれば、恐怖をコントロールすることが可能になります。

例えば、ヘビを見た瞬間に恐怖を感じるという現象。ヘビを見たことのない人は、どのような反応をするのでしょう。やはり恐怖でおののくのか。そのままスルーするのか。

それを実験で確かめた人がいます。ノースウェスタン大学のスーザン・ミネカ博士の研究です。実験室で育てられたアカゲザル。つまり、ヘビというものを今まで一度も見たことがない。そういう状態のアカゲザルに、パッとヘビを見せたらどういう反応をするのかを調べました。

その結果は……何と、全く怖がらなかったのです。

今度は、その同じアカゲザルに、「野生のアカゲザルが、ヘビを怖がっている様子」を録画したビデオを見せました。その後に、もう一度、ヘビを見せました。そうしたら、何とヘビを怖がったのです。恐怖の反応を呈したのです。ビデオを見てから、たったの24分後のことでした。

つまり、**恐怖は「後天的」なものである。恐怖は「学習」によって生じる**ということが証明されたのです。緊張は恐怖のやや軽い状態ですから、緊張も「学習」によって生じる。逆に、「学習」によってコントロールできるということです。

あなたが過緊張する、恐怖を感じる。あるいは、緊張や恐怖を避けたいと思うのは、学習の結果、つまり過去の記憶のデータベースと照合した結果、判断しているのです。

緊張、不安、恐怖は過去の経験から生じる

緊張の仕組み。危険なシュチエーションに遭遇したときに、扁桃体が興奮して、ノルアドレナリンが分泌する。緊張、恐怖を感じ、「危ない」と認識するのはその後です。

現代社会においては、「やばい、死ぬ！」というシュチエーションは滅多にないでしょうが、そこまで命の危険性がなくても、何か大失敗をしでかして大変な目に遭うんじゃないか。過去の経験と照らして「危険度が高い」「失敗確率が高い」と扁桃体が判断するのでノルアドレナリンが出て緊張する。私たちに警告を発しているのです。

逆にいうと、**過去の経験と照らして、「命の危険がない」「安全である」「成功率が高い」「大丈夫だろう」「まず失敗しないだろう」と扁桃体が判断すれば、緊張は生じない**ことになります。これが、脳の仕組み。あなたも「人間」である限りは、この「脳の仕組み」に従います。

ということは、「過去の記憶」「経験値のデータベース」を書き換えていけば、今、過緊張する状態でも、「実は、大丈夫なんだよ」。あるいは、「今まで、同じようなことを何回も経験しているけど、別に命に関わるようなことになっていないから大丈夫だよ」という判断になる。

データベースを適性に修正していくと、いちいち、怖がらなくても大丈夫なんだ、ということを脳に学習させることができます。これを「データベースの書き換え」と呼びましょう。

脳内のデータベースを、上手に書き換えることによって、「危険信号」を発する率を減らすことができる。結果として、過緊張は緩和されるのです。

ノルアドレナリン・コントロール術 1

徹底して準備する

過緊張しやすい人ほど、予行演習をしない不思議

私は昔、札幌医科大学の精神科で、「助手」として勤務していた時期があります。「助手」の主な仕事は、入局まもない新人精神科医、研修医、学生の指導です。医者の世界には「学会発表」というのがあって、入局1年目、2年目くらいの新人のドクターは、勉強の意味も含めて、毎年、学会で発表をさせられます。そして、私はその新人ドクターの発表を指導していました。

ある学会でのことです。私が指導していた1年目のA先生は、堂々とした発表で、大成功を収めました。一方、他の先生が指導していた同じく1年目のB先生は、いかにも自信なさげで、原稿も棒読みで、それでいて言い間違える。質疑応答もしどろもどろで、散々な発表でした。

「なぜそんなに下手なの?」と思った私は、B先生に聞いてみました。「原稿を読み上げる練習は、何回しましたか?」B先生は言いました。「一回もしていません」。

私は、開いた口がふさがりませんでした。予行演習、一度もしていないなら、当然、上手に発表できるわけがありません。まあ、B先生の責任というよりは、仕事が忙しくて彼をきちんと指導しなかった、指導医の責任ではあるのですが……。

ちなみに私が指導した、A先生は原稿の読み練習は、5回。私の立ち会いのもと予行演習を2回やっています。このときの学会発表は、発表8分、質疑応答2分ですから、5回読む練習をしても40分しかかかりません。たいした手間ではないのですが、**なぜか発表が下手な人ほど、予行演習をしない**のです。

最低でも数回は、本番さながらにプロジェクターで映写しながら、時間も計りながらの予行演習をしっかりと行うべきです。

予行演習で成功を積み上げる

「予行演習」は極めて重要です。なぜならば、「予行演習」での成功は、脳のデータベースを書き換えるからです。「直近のパフォーマンスが成功」という一行が、脳のデータベースの最後の行に付け加えられるわけですから、それは「自信」にもつながりますし、過緊張の抑止力にもなります。

一度も予行演習もせずに、一度も原稿も読まずに本番の舞台に上がっても、自信があるはずはないし、過緊張するのも当然です。

私は講師を目指す勉強会「ウェブ心理塾」で、100人以上のスピーカーを指導してきましたが、そこでも「過緊張しやすい人ほど、予行演習をしない」という傾向があるのです。

また、「緊張セミナー」の参加者（緊張しやすい人）100人に対して私が実施したアンケートによると、「プレゼンテーションの前に、本番さながらの予行演習を必ずする」と答えた人は、たったの15％でした。やはり、予行演習をしない人が多いのです。

普通は逆だと思います。過緊張しやすいのなら、上手にしゃべれるようになるまで、何度も原稿を読み、何度も予行演習をするはずですが、そうした準備をしていない人が過緊張するのです。

というか、**10回以上練習すれば、どんなしゃべり下手の人でも、なめらかにしゃべれるようになりますし自信もつきます。**

「原稿を読む練習を10回した」というのも、脳のデータベースに書き加えられます。

「一回も読む練習をしていない」場合は、間違いなく扁桃体は「危険」信号を出すでしょうが、「原稿を読む練習を10回した」場合は、扁桃体は「安全」信号を出す確率が高いのです。

このように、事前の準備によって、データベースは簡単に書き換えることができます。

「緊張しすぎる人」ほど、しっかりと準備すべきです。

あなたの「準備」は間違っている⁉

先ほどのB先生ですが、準備をしていなかった、怠けていたというわけでは決してありません。では何をしていたのかというと、プレゼンテーションのスライドの修正です。発表の前日。いや発表直前にも、スライドの修正を行っていました。

会社のプレゼンテーションでも同じですが、「スライド作り」「資料作り」が、プレゼンの準備だと思っている人が多いのです。**「スライド作り」「資料作り」というのは、建築でいうところの「基礎工事」にすぎない**のです。

それをどういうふうにわかりやすく説明するのか。同じ内容でも、よりわかりやすく伝えるためにどうすればよいのか。そして、実際に読む場合は、どこを強調してどこで間を入れ、ポインターでどこを指し示すのか。

そうした、プレゼン場面での「読み方」と「動作」を構築していくことが、真のプレゼンの準備といえるのです。

ですから、プレゼンテーションの資料、スライドは、プレゼン本番の2日前には完成しておく必要があります。そして、最後の1日は、まるごと「読み練習」と「予行演習」に当てるべきです。

「本番さながら」で初めてわかること

予行演習。受験生であれば、模擬試験を受ける。面接であれば、模擬面接を受ける。スポーツであれば、練習試合。演劇や舞台であれば、通し稽古などが、それに相当します。

予行演習で重要なのは、「本番さながら」に行うことです。

例えば、プレゼンテーションの予行演習であれば、実際にプロジェクターで映写しながら、自分でスライド送りをして、ポインターで指し示しながら。できればオーディエンスも何人かいれて、時間も計測しながら、本番と変わりない状況で行うということです。

机に座って、自分一人で原稿を読む練習をする。これも絶対にやらなければいけないのですが、きちんと時間を計って、オーディエンスもいるような「緊張感」のある状態でやらないと、「本番に慣れる」という意味を持ちません。

オーディエンスには、自分の指導者、上司、先輩など、自分よりもその分野について詳しい人にも必ず参加してもらうべきです。そうでないと、適切なアドバイスがもらえない。せっかく予行演習を行っても、「改善点」が指摘されないと、フィードバックできないので全く上達につながりません。

また、「時間を計る」というのも大切です。たいていは時間オーバーになりがちなので、予行演習で測定した時間を基準に、読み原稿の文字数を調節し、時間ピッタリに終わるようにします。

受験生の場合は、「模擬試験」を何度も受けておく、ということも重要です。「模擬試験」の経験がないと、時間配分ができなくて最後まで解けないとか、マークシートの記入ミス（マークミス）をしてしまうとか、致命的なミスにつながることもあります。「模擬試験」のときから、「最後の1分はマークシートの確認をする」と決めて、それを習慣にしておけば、マークミスというのは起こり得ない話です。

「本番さながら」でやって、初めてわかることがあるのです。

後悔が全くなくなる！「タイムマシーン準備術」

事前の練習は、何回くらいやれば、いいのでしょうか？

結論からいいますと、「自分でやれることはやり尽くした」と思えるようになるまでやるべきです。１００％の上はないので、「１００％準備した」と心の底から思えるようになれば、過剰な緊張は生じません。

私の場合、「タイムマシーンで戻っても、やり残しはないか？」と自問自答します。これを私は、「タイムマシーン準備術」と呼んでいます。

よく映画やドラマなどで、「タイムマシーンで昔に戻って人生をやり直す」という話があります。それは、人生を手抜きしているから、「やり直し」の余地があるわけです。今できることに最善を尽くす。一瞬一瞬、自分のベストを出し切れば、タイムマシーンで戻ったとしても、同じ結果にしかならないでしょう。

多くの人は、失敗した場合、「あのとき、もっと◯◯しておけばよかった」と言います。後からそんなことを思うのなら、そのときに手を抜かないでやればいいのです。

私は、「タイムマシーンで１００回戻っても、同じ結果にしかならない」くらい準備をします。そうすると、「後悔」するということは全くなくなります。

全て一瞬一瞬で自分を出し切っていれば、「それ以上」というのは存在しない。もしよくない結果が出たとしても、それは「自分の実力」として受け入れるだけのことです。

実際は、そこまでの精度で徹底的に準備することは難しいかもしれませんが、重要なのは「心の持ち方」です。

「タイムマシーンで戻っても、やり残しはないか？」という問いに、迷わず「全てやり尽くした」と言えるのなら、それが「やり残しなし」として脳のデータベースに書き加えられます。「最善を尽くした」という実感があれば、それはものすごい自信につながり、「過緊張」を抑制します。

「タイムマシーンで戻っても、やり残しはないか？」とてもよい質問なので、覚えておいてください。

あなたの努力は必ず報われる

あなたにお伝えしたいのは、「準備や努力に見合った結果が必ず出る」ということです。

私も今まで、いろんなことをやってきていますが、「これだけ準備したのに、こんなにひどい結果しか出なかった」ということは一度もありません。「ひどい結果」が出る場合は、どうみても準備不足なのです。

私の大学受験。「医者になる！」という夢をいだいていた私は、札幌医科大学を受験しましたが、不合格でした。しかし、その結果を見て、別にガッカリすることも落ち込むこともありませんでした。

なぜならば、明らかに勉強不足、実力不足だったからです。模擬試験でもC判定の連続で、正直「箸にも棒にもかからない」状態でした。

不合格の結果が出たとき、私は「実力相応の結果が出たな」と素直に受け止めました。そして、受験というのはそうあまくない。運だけで合格できるものではない、と気づいたのです。

どんな問題が出ようとも、圧倒的な正解率で楽に合格できるような水準に自分を持っていかなくてはいけない。心を入れ替えた私は、これから1年間、「毎日10時間勉強する！」と心に誓い、実際、ほぼ毎日10時間勉強しました。

翌年もう一度、札幌医科大学を受験し、一次試験が終わった瞬間に私は確信しました。「絶対に、合格した！」と。ほとんどの問題に自信を持って解答できたからです。

その確信通り、競争率10倍の難関、札幌医大に「合格」できたのです。

当時、19歳の私は思いました。

「人間は実力相応の結果しか出せないし、実力相応の結果が必ず出るのだ」と。

運や不運で、10％くらいの上振れ、下振れはあるかもしれません。しかし、50％もの上振れすることもなく、50％も下振れすることもないのです。

ですから、必要な準備や努力をきっちりやっていくということ。それ以上にできることもないし、この「やりきり感」が脳のデータベースをポジティブに書き換えるので、過度な緊張や不安が表れることもない。実際に自分の本来の実力を発揮することにつながるのです。

ノルアドレナリン・コントロール術２

正しくフィードバックする

「緊張に弱い人」と「緊張に強い人」の決定的な違いとは？

緊張に弱い人には、重要な特徴があります。それは、「自己評価が低い」ということです。

私は、ウェブ心理塾という講師、著者を目指す勉強会を主催しています。そこで、「セミナー講師になる」という目標に向けて、「話し方」や「プレゼンテーション」を指導し、「セミナー祭り」という初講師として登壇するチャンス、発表会のようなものを毎年開催しています。毎年20人の講師が登壇し、３００人以上の参加者に来ていただいています。

こうして、今まで「初講師」を１００人以上誕生させ、それらを指導してきた経験からいうと、「緊張に弱い人」と「緊張に強い人」は、間違いなくあるパターンを持っていることがわかります。

初めての講師を体験した人に、セミナー終了後に私は、「今日はどうでした？」と質問します。すると、「緊張に弱い人」は必ず「全然ダメでした」と言います。

「滑舌もよくなかったし、途中で言い間違えたし、言うべきことを飛ばしてしまったし、質問にも適切に答えられませんでした」。自分の「失敗」「できなかった点」を立て続けに列挙するのです。

「緊張に強い人」は「まあまあできました」「思ったより落ち着いてできました」とポジティブな評価をします。そして、初登壇で自信がついたこと。よい経験ができたことについて感謝の言葉を述べるのです。

「緊張に弱い人」は発表が下手なので、ネガティブな振り返りが多くなり、「緊張に強い人」は発表が上手なので、ポジティブな振り返りが多くなる。つまり、単に発表の「結果」を表していると思うでしょうが違います。全く逆です。

終了後にどんな評価をするかによって、今の結果が作られている。つまり、この「結果の評価」が「原因」なのです。あなたの「ネガティブな評価」が、あなたの「緊張の弱さ」を作り上げるのです。

負けても対戦成績に「1勝」を追加する方法

過去のデータベースが緊張度を決定する、という話をしました。つまり、失敗が多い人は過緊張しやすく、成功が多い人は緊張しづらい傾向があります。

何かを発表した場合、初心者でもプロフェッショナルでも、「うまくいった点」と「うまくいかなかった点」はそれぞれ10個くらいは必ずあるのです。どんな初心者でも「うまくいった点」はあるし、どんなプロフェッショナルでも「改善すべき点」は必ずある。

「成功ポイント」と「失敗ポイント」がそれぞれ10個ずつあった場合、あなたはどちらに注目しますか？

緊張しやすい人は、「失敗ポイント10個」に注目します。うまくいっている点、成功した点もいくつもあるのに、自分の口から語られるのは「失敗ポイント」です。

「話す」というのは、アウトプットですから、話せば話すほど、それは記憶を強化します。

「なんで失敗したんだ」「くやしいー！」という「感情」にとらわれるほど記憶は増強されま

す。今回の発表は失敗だった。対戦成績に「1敗」が追記され、データベースを悪い方に上書きしているのです。

緊張しにくい人は、まず最初に「成功ポイント10個」に注目し、それに喜び感謝し、それを仲間や指導者に言葉にして語ります。今回の発表は「ポジティブな出来事」として記憶されますので、対戦成績に「1勝」が追記され、データベースはよい方に上書きされます。

さらに「失敗ポイント」についても正しく振り返り、「なぜ失敗したのか?」「次回どうすればそれを防げるのか?」という、原因と対策をしっかりと講じます。「失敗」した感情にとらわれずに、したたかに理性的に反省と対策を行うのです。

正しく自己評価ができる！「三点バランスフィードバック法」

緊張に弱い人は自己評価が低く、緊張に強い人は自己評価が高い。結果として、それが次の発表の「緊張する」「緊張しない」を決めています。

では、自己評価が低く、緊張の強い人は、どうすればよいのか?

それは、正しく自己評価をすればいいのです。とはいえ、「自分は緊張に弱い」という弱気でネガティブな色眼鏡をかけてしまっているあなたには、「正しく自己評価をしなさい」と言っても無理な話です。自分で評価できないとするならば、他人の評価をもらう。つまり、「正しいフィードバックを受ける」ということが極めて重要になります。

正しいフィードバックを受けて、「成功ポイント」に関しては「自信」につなげて、「失敗ポイント」に関しては「対策」につなげていく。正しいフィードバックで、実戦経験を2度、3度積むだけで、発表のスキルは飛躍的に向上します。何よりも、過緊張なく自信を持って話せるようになります。

では、正しいフィードバックはどのように受ければいいのでしょう?

私の場合は、セミナーを行った場合、立場の異なる3者からそれぞれ意見をもらうようにしています。立場の異なる3者とは、「参加者」「主にポジティブポイントを述べる人」「主にネガティブポイントを述べる人」です。

まず、その講演の参加者のアンケートに目を通す。これがとても重要です。プレゼンテーションがうまいか下手かではなく、「参加者が満足したか」が重要です。

「参加者のためになる」「参加者にとって勉強になる」「参加者が満足する」ことが、私の講演、セミナーの目的となりますから、その部分をチェックします。

あるいは、懇親会があれば「今日の講演はどうでしたか?」「どの辺がおもしろかったですか?」「わかりにくかったところはありませんか?」と、「成功ポイント」と「失敗ポイント」の両方を聴取するのです。

次に「主にポジティブポイントを述べる人」の意見を聞きます。招待講演であれば、自分を招聘してくれた先方の主催者、代表者やスタッフです。彼らに「今日はどうでしたか?」と質問しても、ネガティブなことは言いません。「成功ポイント」だけがたくさん帰ってきます。自社開催の講演であれば、スタッフや参加してくれた友人などに感想を聞きます。会社のプレゼンであれば、自分の同僚や後輩などに相当するでしょう。これで、「成功ポイント」についてはかなりの聴取が進みます。

次に「主にネガティブポイントを述べる人」の意見を聞きます。ここがいちばん重要なのですが、ネガティブポイントを率直に述べてくれる人は少ないです。私の場合、私の秘書がクールに冷静にポジティブな点も、ネガティブな点、次回への改善点も客観的に述べてくれるので助かります。会社のプレゼンであれば、上司や自分の指導者、その分野の専門スタッフなどがそれに当たるでしょう。

「自分の主観」に引っ張られることなく、このように立場と利害関係が異なる三者から、「今回の発表のよかった点、悪かった点」を聴取すると、バランスよく「正しい評価」「正しいフィードバック」を受けることができます。これを「三点バランスフィードバック法」と呼びましょう。

必ず「成功ポイント」と「失敗ポイント」の両方が出てきますから、「成功ポイント」は

「自信」につなげて、「失敗ポイント」は「対策」につなげていく。これによって、あなたのデータベースは充実し、成功ポイントの蓄積に比例して、「緊張」度合いは、ドンドン減っていきます。

ノルアドレナリン・コントロール術 3

イメージトレーニングをする

イメージトレーニングで脳を書き換える

男子フィギュアスケートの羽生結弦選手は、平昌オリンピックにて、圧巻の演技で金メダルを獲得し、五輪2連覇を果たしました。羽生選手の強さの秘密は、イメージトレーニングにあるといわれます。前回のソチオリンピックの際の興味深いエピソードがあります。

羽生選手は、日本からソチへの10時間以上のフライトの機上で、4回転ジャンプのイメージトレーニングを繰り返したといいます。そして本番では見事4回転ジャンプを決め、目標だった金メダルを手にしたのです。

また、羽生選手は、雑誌『Number』のインタビューで次のように語っています。

「目をつぶると（4回転）サルコウとトウループのことしか頭にありませんでした。そのまま寝たので、ジャンプを跳ぶ同じシーンが永遠に繰り返されて、全部跳べていました。機内で身体を休ませながら、やるべきことをやったという感覚です」

羽生選手のイメージトレーニングがもたらした金メダルだとわかります。

プロのアスリートやスポーツ選手で、「イメージトレーニングをしない」という人はほとんどいないと思います。自分の技がうまくいく場面、試合の流れ、勝つ場面をありありとイメージすることで、それが現実化するというのがイメージトレーニングです。

イメージするだけで現実化する。そんなことがあり得るのでしょうか?

イメージトレーニングは、スポーツ心理学でも研究が進んでいて、イメージトレーニングが科学的に効果があることが証明されています。

人間の脳は、現実とイメージを区別できないといいます。脳は現実においても想像においても、同じ神経細胞が反応します。だから現実には起こっていないのに、ありありと想像しただけで、脳の中では同じ反応が起こってしまうのです。

自分の身体の動き、実際にどの筋肉を使って、身体がどういう位置にあって、それがどう変わっていくのか。精緻にイメージすることは、実際に身体を動かしてトレーニングするのと、脳内では同じ神経が発火するので、実際に身体を動かしてトレーニングするのに近い効果が得られるわけです。

プロのアスリートたちは、自分の思い通りの動きを実現するためにイメージトレーニングを活用しますが、「緊張コントロール」においても、イメージトレーニングは非常に重要な意味を持ちます。

イメージトレーニングで過緊張が緩和する理由

扁桃体というのは、２ミリセカンドという一瞬の反応時間で、過去の記憶、経験データベースと照合します。つまり、記憶の細かい部分までは見ていないのです。したがって、扁桃体は、「実際の記憶」と「ありありとイメージした記憶」の区別ができないのです。

「それはイメージにすぎない」という判断、理解は大脳新皮質（理性）によって行われますから、扁桃体の判断よりはだいぶ遅れます。

つまり、しっかりとしたイメージトレーニングを行うことで、「４回転ジャンプが成功した」という経験値を積み上げることができる。

ソチ五輪前の羽生選手の４回転ジャンプの成功率は、60％前後でした。そのままですと、「3回に1回失敗する」というデータベースが存在するはずですが、イメージ中での４回転ジャンプを成功させることで、脳内成功率は、「90％」、いや「ほとんど成功する」レベルまで高められていたはずです。

ですから、オリンピックのような大舞台でも雰囲気にのまれずに、自信を持って4回転ジャンプを飛ぶ、結果として成功させることができるのです。

プロのアスリートほど、イメージトレーニングにこだわりますが、我々のような素人、一般人こそ、イメージトレーニングを活用すべきです。

緊張に弱い人のデータベースは、うまくいった経験が少ないはずです。

「0勝10敗」「1勝9敗」といったデータベースでは、扁桃体は否が応でも「危険」という判断をして、「緊張」の司令を出すでしょう。初心者や素人が、実際に試合で勝って対戦成績を上げるのは大変なことです。時間もかかります。ですから、イメージトレーニングが重要なのです。

頭の中で「勝つ」試合の流れを、リアルにイメージすることで、「仮想勝利」を増やすことができる。つまり、脳内データベースを「5勝5敗」とか「6勝4敗」といったレベルまで、書き直すことができるのです。そこまできていると、扁桃体も「明らかな危険状態」と判断しづらい。緊張の司令を出さないというわけです。

結果が出るイメージトレーニング7つの方法

ただやみくもにイメージトレーニングを行っても、効果が得られるわけではありません。

しっかりと結果が得られる効果的なイメージトレーニング法のコツについてお伝えします。

①リラックスしてイメージする

最初は、静かで落ち着ける場所で集中力を高めた状態で行いましょう。慣れてくれば、電車の中とか、騒がしい場所でも行えるようになります。

私はお風呂に入っているときに、イメージトレーニングをすることが多いです。身体がリラックスしているので、ネガティブな雑念が湧かない。自分だけの世界に入りやすいので、集中してイメージトレーニングができるのです。

②ビジュアライゼーション（視覚化）する

実際に目の前には現れていないけれども、その状況をあたかも現実のように頭の中で鮮明にイメージすることを、ビジュアライゼーション（視覚化）といいます。自分がビデオを見ているかのように、ありありとリアルで細かい部分までイメージするほど効果が高まります。

③五感を活用する

視覚が最も重要ですが、視覚以外の全ての五感を使ってイメージすると、より現実的なイメージが出来上がります。どんな音が聞こえているか（聴覚）、温かいのか、寒いのか（温痛覚）。あるいは、身体の触れた感じ（触覚）などを駆使してイメージしましょう。

④ゴールとプロセス、両方をイメージする

イメージトレーニングは、「成功」をイメージすること。例えば、野球の大会で優勝で胴上げしている様子を想像すること。受験であれば、合格発表の日に、自分の受験番号が張り出され、それを発見し喜び胴上げされる自分。まずはそうした、「ゴール」や「成功の場面」をイメージすることが重要です。

しかしそれだけでは、イメージが大雑把すぎるのです。スポーツであれば、試合の流れがどうなるのか。どんな場面で自分がどんな活躍をするのか。細かいプロセスをイメージしないと、実際にその通りに身体や脳が動いてくれません。

⑤細かい部分までイメージする

可能な限り細かい部分まで、より詳細なイメージを描くほどよい結果が実現します。

アスリートの場合は、その瞬間の筋肉の使い方、全身のバランス、体感、会場の雰囲気や空気感など、極めて細かい部分までをリアルにイメージするといいます。自分の動きをスロ

ーモーションの動画で見ているような、精緻なイメージトレーニングも必要です。

⑥何度もイメージする

一回だけイメージしてもしょうがないので、何度も何度も成功イメージを繰り返します。繰り返せば繰り返すほど、イメージは鮮烈なものとして記憶に残ります。

⑦毎日行う

一回で長時間行うよりも、短時間でいいので毎日行うことです。１日５分、毎日行う。そのくらいのペースがいいと思います。試験、プレゼン、大会など、重要なイベントに向けて、一週間くらい前から毎日、イメージトレーニングを行うのがいいでしょう。

直前に、１、２度やっても急に効果が出るものではありません。

マイナスのイメージトレーニングはやめなさい

ゴルフをする人なら、必ず経験があると思います。

次のショットでグリーンに乗せれば、バーディーのチャンス。しかし、グリーンの手前には、大きな池が広がっている。距離的に見て普通に打てば、グリーンに乗せるのは楽勝のはず。しかし、ショットの直前「ああ、池ポチャしたらどうしよう」という考えが頭をよぎります。そして、実際にショットを打つと……ボールはイメージ通りに池に吸い込まれていくのです。

イメージトレーニングの効果は絶大です。なぜか、イメージした通りに、無意識に身体は動くのです。ですから、「池ポチャ」のイメージを持つと、それはネガティブなイメージトレーニングをしていることになり、そのネガティブなイメージが実現してしまいます。

ですから、本番直前に、「ネガティブ・イメージ」を絶対に想像してはいけません。「講演中に頭が真っ白になったらどうしよう」というのも同じです。こうした「ネガティブ・イメージ」を持つことは、自分で過緊張を呼び込んでいるのと同じです。

自分が「流暢にしゃべっているイメージ」「拍手喝采を受けているイメージ」「観客が目を輝かせて聞いているイメージ」「主催者から『素晴らしい講演でした』と褒め言葉をもらうイメージ」など、圧倒的なポジティブ・イメージで、ネガティブ・イメージを押し流してください。

「○○したらどうしよう」という心配、不安は、全てネガティブなイメージトレーニングになります。とにかく、ネガティブなイメージトレーニングは絶対にやめましょう。

ノルアドレナリン・コントロール術 4

正しい情報を集める

別なパターンを考えてみましょう。道を歩いているとき、足元にヘビを見つけ、「わっ、ヘビだ！」と後ろに飛び退ける。緊張と恐怖が一瞬でピークに達します。しかし、よく見ると、それは、ただの「ロープ」でした。

過緊張はゆるみ、不安は安心に変わり、恐怖は消失します。

扁桃体は、わずか2ミリセカンドで反応するので、本当にヘビなのかしっかりと見た上で危険信号を出すのではなく、パッと見た瞬間に「ヘビっぽい形をしたもの」を見ただけで、一瞬であたかも条件反射のごとく危険信号を発するのです。

一方、よく見ると「これはヘビじゃないぞ。普通のロープだぞ」というふうに、より詳細に観察し、十分な情報を集め、それを基に大脳新皮質を使い「思考」「判断」をする。「理性的判断」、一言で「理性」といってもいいでしょう。

扁桃体が一瞬で「赤」信号を出す。その1秒後に「理性」が複雑な情報分析をして「青」信号を出すのです。

扁桃体は一瞬の反応なので、「ミスジャッジ（誤判断）」しやすい。そして、理性によりじ

っくり吟味された「情報」「思考」「分析」は、安心につながります。

扁桃体は、「古い脳」です。脳を持つ生物は全て扁桃体を持っています。魚類にも扁桃体はあります。自己保存の法則を実現する、生物が危険を回避して生きていくために、必須の防衛システムとも言えます。

一方で大脳新皮質は、「新しい脳」です。大脳新皮質は哺乳類以上の生物が持ち、チンパンジーと比べても人は約3倍の大きさの大脳新皮質を持ちます。人間の人間らしさを作り出す場所が「新しい脳」（大脳新皮質）です。

ヒトの脳の中では、「扁桃体」と「大脳新皮質」が、そして、「古い脳」と「新しい脳」が、「反射」と「理性」で覇権争いをしている、とイメージするとわかりやすいでしょう。暴走する荒馬（扁桃体）を、御者（大脳新皮質）が必死にコントロールしているイメージです。

「情報」が暴れ馬を抑える！

「過緊張しやすい人」というのは、扁桃体が暴走しやすい人、つまり原始的な人といえるかもしれません。しかし、「新しい脳」（大脳新皮質）を使いこなすように意識する。それだけで、大脳新皮質の優位性は大きくなり、より緊張をコントロールしやすくなります。

扁桃体の暴走を理性でコントロールできるのは、ヒトだけです。ヒトだけが反射的に湧き

表6　扁桃体と前頭前野の関係

扁桃体	前頭前野
情動	理性
反射	コントロール
古い脳（大脳辺縁系）	新しい脳（大脳新皮質）
不正確（スピード重視）	正確（正確性重視）
緊張、不安、恐怖	認識、思考、判断

上がる感情を理性によって、「いや、そうじゃない」と制御、是正、コントロールできるのです。

チンパンジーには、これはできません。私たちは、この「理性」をもっと活用すべきなのです。人間の人間らしさの根源ともいえる「大脳新皮質」のコントロール力を強めるべきです。その方法は「情報」です。

興味深い研究があります。**言語情報が大脳新皮質に入ってくると、扁桃体の活動が鎮静する**ということがいわれています。言語情報が扁桃体の活動を鎮静化するのです。

あなたは、道を歩いていて、足元にヘビを見つけて、恐怖とともに、後ずさりします。隣にいた友人は言いました。「それ、アオダイショウ。毒がないから大丈夫だよ」その瞬間にあなたの恐怖は、一気に消失。不安は安心に変わるのです。

目の前に「ヘビがいる」という状況には全く変わりがないのに、「それは毒蛇でない」という情報が入ってきただけで、人間は安心し、危険信号は「赤」から「青」に切り替わるのです。

「情報」=「安心」の法則

例えば、格闘技の試合。試合前に相手選手のことを徹底的に調べます。過去の対戦動画を見て、相手の得意技を研究します。逆に、相手の苦手なファイティング・スタイルも分析して、ベストの戦い方をシミュレーションし、相手が戦いづらい苦手なパターンで試合を運ぶよう戦略を立てます。そして、実際、スパーリングなどで、その「必勝パターン」を徹底して練習していく。相手の情報が十分あり、事前に対策をしっかり立てていれば、不安なく、安心して戦うことができます。

一方で、相手は新人で、いきなりトーナメント戦で上位に進出してきた選手だとしたら……。過去の対戦成績もよくわからないし、試合の動画も全く手に入らないとしたら……。実力はどのくらいなのか？　どんなファイティング・スタイルで戦ってくるのか？　どんな必殺技を持っているのか？　そうした予備情報が全くないとしたら……。チョー不気味です。そして、不安や恐怖も高まり、緊張も強まるでしょう。

相手の実力は何一つ変化するわけではないのに、「敵」「相手」に対しての情報量をたくさん待っているだけで、人間は安心することができます。情報を分析することにより、大脳新皮質が扁桃体の作り出す「過緊張」や「恐怖感」を封じ込めることができるからです。

敵について調べる。敵の情報をできるだけ集める。それだけで、過緊張を大きくやわらげることが可能です。

受験生はまず「過去問」を解け！

例えば、受験生の場合は、「過去問を解く」ということが、「敵について調べる」ことになります。NHK Eテレの「テストの花道　ニューベンゼミ」という受験生向けの番組に出演していたこともあり、受験生と話す機会が多いのですが、「過去問」を重視していない人が多くて驚かされます。

「過去問」を全く解かずに、市販の問題集を解いてどうするのでしょう？　あるいは、過去問を解いていたとしても、過去3年分くらい解いて満足する人がほとんどです。

なぜ3年分しか解かないのか、意味がわかりません。1年前、2年前と全く同じ問題が今年も出題されるということは滅多にありませんが、5年前、6年くらい前の問題は、「ほとぼりがさめている」ので、同じ問題、あるいは極めて類似した問題が出題されることが多いのです。**高校、大学受験に限らず、各種国家試験や資格試験など全てそうです。全く異なる問題を10年以上作り続けるのは不可能です。**ですから、私は試験にのぞむ場合は、過去10年分の過去問を解くようにしています。

先日受験し、無事合格した「ウイスキープロフェッショナル試験」。ウイスキーのソムリエともいうべき試験。2017年現在での合格者はたったの244人という難関試験です。私が受験したのは第11回でしたので、第1回からの過去問、全10回分を取り寄せて、全問正解できるように勉強しました。

そこまで過去問を研究しておくと、出題パターンというのが明確にわかります。「ウイスキープロフェッショナル試験」でいえば、80%は過去問と同じ、またはほぼ同じ問題。20%は新作、あるいは最近、発売されたウイスキーや最近オープンした蒸溜所についての問題です。ですから、まずは過去問をパーフェクトに勉強して、追加で最新のウイスキー事情について勉強しておけばほぼ安心。ということが受験前からわかるわけで、実際に予想通りの形式で、ほぼ予想通りの問題が出題されていました。

また、過去問を解く場合、実際に時間を計って本番さながらに練習していたのですが、そこからわかったことは、「記述問題が多いので、時間が足りなくなる危険性がある」ということ。でも、その傾向がわかっていたため、答案用紙が配布された瞬間に時間配分をして、猛烈なスピードで問題を解きました。それでも、問題を解き終わったのは、終了3分前。私の知人も何人かこの試験を受験していましたが、時間が足りなくなって最後まで解き終わらない人が何人もいました。

事前に時間を計って過去問を解いていれば、「時間が足りなくなる」のはわかることです。過去問を研究していれば完全に防げた話なのに、解けたはずの数問を時間切れで白紙で提出するのは、ものすごくもったいない話です。

ということで、「過去問は10年分、全て解けるようにしておく」というのが、私の必須の受験テクニックで、それによって今まで医学部受験、医師国家試験などをクリアしてきました。

受験生にとって「敵を知る」ということは、「過去問を解く」ということ。過去10年分、全問正解できるようにしておく、おそろしいほどの自信になります。過緊張など全く出る余地がなくなります。

情報は安心です。「正しい情報」により、言語脳が活性化し、扁桃体を封じ込めるので、過緊張や不安を抑制します。ですから、情報収集、情報量を増やすことが、安心につながるのです。「正しい情報を入れるだけで、脳は安心する」ということを、覚えておいてください。

ポジティブワードをつぶやく！

「大丈夫」は、効果がある⁉

「大丈夫。すべてはうまくいく」。

『銀座まるかん』創設者、高額納税者番付で毎年上位に入る斎藤一人さんは、「大丈夫。すべてはうまくいく」「大丈夫、大丈夫」という言葉を発すると、本当に全てがうまくいく、と言います。そんなことがあるのでしょうか？

スピリチュアル的にはわかりませんが、脳科学的には正しいと考えられます。言語情報は、扁桃体を鎮静します。つまり、**過度の不安が生じたときに、「大丈夫、大丈夫」と声に出して言うだけで、扁桃体の興奮を抑制しますので、不安は軽減します。**

現実には変化がなくても、心理的には、「不安」な状態が解消されて、落ち着いて対処できるようになる。判断力もアップしますので、不安で何もできない状態と比べてより正しい判断、より正しい行動ができるようになる。結果として「大丈夫」な状態が実現するでしょう。

ポジティブな言葉、肯定的な言葉を口に出して発することにより、よいことが起きる。これを「アファメーション」と言いますが、最近の脳科学研究では、アファメーションの効果、作用機序も解明されています。

アファメーションによって自分に言い聞かせたことは、脳の脳幹網様体賦活系（ＲＡＳ）を刺激し、脳内の神経経路の配線をつなぎ換えます。それによって、目標達成のための情報が集まり、それが過去の知識や体験と結びつくことで、実際に「発した言葉」が実現するのです。ＲＡＳを活性化するためには、「言葉に出す」「文字に書く」ことが必要です。心の中で思う。念じるだけでは不十分です。

ということで、ポジティブな言葉をつぶやく。「アファメーション」や「おまじない」は、過緊張の緩和に非常に効果があると考えられます。

効果的なアファメーションの作り方、唱え方

効果的なアファメーションの作り方のポイントは、

１　「私」を主語にする。
２　現在進行形を用いる。
３　断定形を用いる。（「です」「ます」「である」）など）

いくつか例文を載せておきましょう。

「私は、人前で堂々と話すことができます」
「私は、人前で楽しく話すことができます」
「私は、たくさんの人の前で話せて、本当に幸せです」
「私は、とてもリラックスして、人前で話すことができます」
「私は、いつも自分の実力を発揮することができます」
「私の集中力は、ドンドン高まっている」
「私は、試験に必ず合格します」
「私は、試験でベストな結果を出します」
「私は、試験に必要な答えはすべて知っています」
「私は、落ち着いて普段の力を発揮できます」

これらを参考に、自分に合ったアファメーションを作ってみましょう。アファメーションは、朝や寝る前に唱えると効果的だといいます。唱えるときは、イメージトレーニングの要領で、言葉の内容を視覚的にイメージしましょう。

普段から、自分のアファメーションを「おまじない」のように唱える癖をつけておく。その上で本番の過緊張したときに、自分のアファメーションを何度も唱える。

「言語情報は扁桃体を鎮静する」「脳科学的にアファメーションは確実に効果がある」と確信を持って唱えましょう。その確信が揺るぎないものであれば。過緊張は必ず緩和されます。

「悪魔のオマジナイ」を唱えていませんか?

「アファメーション」は脳科学的に極めて有効ということはご理解いただけたと思います。しかし、多くの人は、「間違ったオマジナイ」をやっています。間違っているどころではありません。それは、マイナスの効果をもたらす、失敗を引き寄せる「悪魔のオマジナイ」とも言えます。

「今日は、絶対に緊張しない!」「今度は、絶対に失敗しない」「これだけ頑張ったのだから、不合格のはずがない」。これらは、全て「悪魔のオマジナイ」です。

脳は、否定語を認識しないといいます。例えば、禁煙中の人が「タバコは吸わない!」「タバコは絶対に吸わない!」と思えば思うほど、タバコがより強く意識されて、タバコが吸いたくなってくるはずです。「否定語」の部分、意味としては理解しているものの、無意識部分には認識されないのです。

「今日は、絶対に緊張しない!」という言葉。「しない」という言葉を脳は認識しないので、「緊張」という言葉だけが強烈にイメージされます。「緊張」がイメージされると、実際に緊張に意識がむいて、より緊張してしまいます。では、どう言えばいいのか。

「今日はリラックスしていこう！」でいいのです。

「今度は、絶対に失敗しない」、これも同じです。「しない」という言葉を脳は認識しないので、「失敗」という言葉だけが強烈にイメージされます。「失敗」がイメージされると、身体にリキミが入って実際に失敗してしまうのです。

「今日は、いつもどおりやろう！」でいいのです。

「ワクワクする」は魔法の言葉

ハーバード・ビジネス・スクールのブルックス教授が興味深い研究をしています。

被験者に、「スピーチをする」「数学の難しい問題に回答する」「カラオケを歌う」といった緊張を伴う状況を体験してもらいます。被験者は、行動開始前に「ワクワクする」または「落ち着いて」のいずれかの言葉を発声しました。

結果。スピーチの前に「ワクワクする」と発声した演者はリラックスし、より長い時間、説得力のある内容の濃いスピーチをすることができました。

数学の問題では、「ワクワクする」と言ったグループは、「落ち着いて」と言ったグループや、何も言葉を発しなかったコントロール群と比較して、正答率が平均8％高くなりました。

カラオケの実験では、歌う前に「ワクワクする」と発声したグループは、カラオケシステムの判定の結果、音程、リズム、音量など平均80%の正確さで歌うことができました。一方。「落ち着いて」と発声したグループでは平均69%、「不安」と発声したグループの平均は53%でした。

ブルックス教授は、「不安な気持ちがさらに、悪い結果などの否定的なことを思い巡らせる原因になる。『ワクワクする』と発声して、良い結果が出ることに気持ちを向けることで、良い効果が得られるのです。はじめは、なかなか信じられないことですが、『ワクワクする』と実際に口にすることで、本当にワクワクする気持ちが湧いてきます」と述べています。

過緊張する場面で、その前に「ワクワクする！」と言うだけで、まるで魔法でもかけられたようにパフォーマンスが高まるのです！　多くの人は。過緊張してくると、「落ち着こう！　落ち着こう！」とつぶやくと思いますが、「落ち着こう！」は逆効果。さらに、「不安だ！」というつぶやきは最悪です。

前述したとおり、ネガティブなワードは絶対に言ってはいけません。また、「ない」とか「しない」とか、否定語で締めくくってはいけません。

ポジティブなワードを発すると脳はポジティブに向かい、ネガティブなワードや「否定語」を使うと、脳はネガティブな方に偏ります。ネガティブなワードを発することは、「マイナスの自己暗示」をかけているのと同じです。余計に不安が強まるのでご注意ください。

ノルアドレナリン・コントロール術 6

葉加瀬式過緊張緩和術
〜まず楽しむ！

コンサートや音楽の演奏会。楽器の演奏は、プロでも過緊張します。

なぜ、楽器の演奏は緊張するのか？　それは、間違ったかどうかが歴然とわかってしまうからです。

絶対音感を持った人が聞くと、「1音」ずれただけで、「あ、間違えたな」と瞬時にわかるそうです。自分が作曲したオリジナルの楽曲ならまだしも、誰もが知っているクラシックの名曲であれば、間違いを隠しようがありません。

例えば、私が講演する場合。本来、言うべき一行を飛ばしてしまったとしても、それに気づく人は一人もいないでしょう。何をしゃべるのかがオーディエンスは未知の状態で話を聞いていますから。音楽の場合、楽譜があって、楽譜どおりに弾くのが前提となっていますので、ごまかしようがないという点が緊張を増幅させるのです。

ヴァイオリニストの葉加瀬太郎さんの演奏を見たことがありますか？　葉加瀬さんはもの

すごく楽しそうに、イキイキとした表情で、そしてときに情熱的に、自分の感情や思いをこめてヴァイオリンを操ります。まず、自分が「楽しい！」ということを全身で表現しているし、「聴いている人を楽しませよう！」というホスピタリティにあふれています。緊張とは、全く無縁の状態です。

「過緊張」と「楽しい」は、反対の感情です。

ノースカロライナ大学の心理学者フレデリクソン博士の研究によると、**肯定的な感情は否定的な感情がもたらす悪影響を「取り消し」たり「ほぐす」ことができる**と報告しています。肯定的な感情は、身体的、感情的バランスをとり戻すことで、否定感情の影響を打ち消すのです。

つまり、「すごく楽しい」というポジティブな感情は。「すごく緊張している」というネガティブな感情を緩和させるのです。

「ゾーン」に入る方法

アスリートはよく「ほどよい緊張を楽しみながらプレーできました」とインタビューで語ります。

「ほどよい緊張」と「楽しい」は両立します。そして、この状態は「ゾーン」と呼ばれます。

集中力もパフォーマンスも最高の状態です。逆U字理論でいうところの、山の頂点の部分です。

ゾーンの状態では、「周りの人間がゆっくり動いて見える」「ボールが止まって見える」ということが起きます。そのくらい集中力が高まり、研ぎ澄まされた状態がゾーンです。

最高の集中力と最高のパフォーマンスが発揮できるゾーンの状態に入ることができれば、もはやあなたは「無敵の状態」と言っていいでしょう。

脳科学的に言うと、ゾーンはノルアドレナリン、セロトニン、ドーパミンの3つの脳内物質がバランス良く存在した状態と考えられます。ノルアドレナリンによって集中力と身体能力がピークに達します。セロトニンがそれらを完全にコントロールします。さらにそこに、ドーパミンの「楽しい」という気分が加わります。

ドーパミンは、モチベーションや意欲を上げ、集中力を高め、学習能力を高め、さらに「幸福感」をもたらします。「緊張感を楽しむ」という状態は、ドーパミンなしでは考えられません。

ドーパミンを出すためには、「この瞬間を楽しもう!」「お客さんを楽しませよう」と楽しみにフォーカスすることが必要です。「ああ緊張してきた。どうしよう」と言うのをやめて、「この緊張を楽しもう」と言葉に出して言うのもいいでしょう。

あるいは、「ワクワクする！」と言葉に出すのも効果的です。なぜならば、ワクワクするときに分泌される物質がドーパミンだからです。

また、ドーパミンは「目標設定」や「目標達成のイメージ」によって分泌されます。つまり、イメージトレーニングというのは、実はドーパミンを分泌させるトレーニングでもあったのです。「緊張してきた」と思ったら、「成功場面」をイメージトレーニングすることで、ドーパミンが分泌します。

ゾーンとは、ノルアドレナリン、セロトニン、ドーパミンの三位一体の状態です。自己観察能力を高めていくと、今の自分に、どの物質が過剰で、どの物質が少ないのかがわかるので、「セロトニン・コントロール法」「ノルアドレンリン・コントロール法」そして、今説明した「ドーパミン・コントロール法」を駆使して微調整していく。

そうすると、意識的、意図的にゾーンの状態に入ることができます。

ノルアドレナリン・コントロール術７

自分から手を挙げる！

ひょっとして、あなたは、それを嫌々やっていませんか？

プレゼンテーション、試験、発表会。あなたが過緊張しやすい場面。それに対して、楽しく取り組めていますか？　おそらく「自発的に」「前向きに」「積極的に」ではなく、「嫌々」「しょうがなく」「できればやりたくない」と思って、取り組んでいませんか？

もしそうだとしたら、それこそがあなたの「過緊張」の原因です。

なぜならば、「嫌だ！」と思った瞬間に出るのがノルアドレナリンだからです。

「嫌だ！」「大変だ！」「つらい！」「苦しい！」という感情が湧き上がるとき、その状況は、あなたにとって「危険」ですか、「安全」ですか？

「避けるべき状態」ですか、「喜ばしい状態」ですか？

「嫌だ！」「大変だ！」「つらい！」「苦しい！」という感情は「危険」であり、回避すべき状態のときに湧き上がってきます。つまり、その瞬間、扁桃体は興奮し、危険信号としてのノルアドレナリンが分泌されるのです。

「来月のプレゼン、誰かやってくれないかな？」という上司の言葉。あなたは、内心、「俺に当てないでくれ」と強く念じるかもしれません。「きみ、やってくれ」と名指しされ、本当はやりたくないにもかかわらず、嫌々ながら承知するしかない。そのあなたの「嫌々」感が、過緊張を生み出している。「嫌々」＝「危険」。扁桃体を興奮させるべく、自分でデータベースを書き換えているのです。

「ノルアドレナリンが分泌されるとパフォーマンスが上がるからいいじゃないか」と思う人

もいるかもしれませんが、何かを嫌々行うとストレスホルモンの「コルチゾール」という物質も出ます。コルチゾールは海馬に悪影響を及ぼすので、記憶力や学習機能を低下させます。
つまり、「嫌々やる」とパフォーマンスは下がるのです。

「来月のプレゼン、誰かやってくれないかな？」と上司が言ったなら、あなたはすかさず、「ぜひ、私にやらせてください」と、自分から手を挙げるべきなのです。

嫌々行うのは「回避」行動。「自分からやります」というのは、「接近」行動。つまり、「ぜひ、私にやらせてください」と言った瞬間にドーパミンが出るのです。

扁桃体は、「回避」か「接近」の二者択一なので、「自分からやります」と言うだけで、ドーパミンモードに切り替わり、ノルアドレナリン・モードは抑制される。つまり、「自分からやります」と言うだけで、「緊張しづらい」状況が作られるのです。

前項では、「楽しむと過緊張しない」ということをお伝えしましたが、「自分からやります」というのは、脳は「楽しい」状態だと判断するので過緊張はなくなります。

脳内物質が先。感情は後

脳内物質が先で、感情は後からついてくるのです。
実際に「やりたくない」気持ちがあったとしても、その意に反して「やります！」と言う

表7 「自分からやる人」と「やらされる人」の違い

自分からやる人	やらされる人
ドーパミン分泌	ノルアドレナリン分泌 （さらにコルチゾールも分泌）
幸福物質	緊張物質
楽しい	嫌々、苦しい、つらい、
接近	回避
モチベーション ↑ 学習能力 ↑ 記憶力 ↑	モチベーション ↓ 学習能力 ↓ 記憶力 ↓ （コルチゾールの影響）
チャレンジする習慣 アムロ・レイ 「アムロ、行きま～～す!」	逃げグセ 碇シンジ 「逃げちゃダメだ」
パフォーマンス向上	パフォーマンス低下
緊張のブレーキ	緊張のアクセル
過緊張しない	過緊張しやすい

と、言った瞬間にドーパミンが出るので、「やりたい気持ち」が湧き上がってくるのです。ですから、苦手なことに自分から手を挙げるというのは、非常に難しいことではありますが、難しいからこそ自分から立候補して、「やらせてください」と言うべきです。

嫌々やるのか、自分からやるのか。嫌々やる人は、準備の段階からノルアドレナリンの不安状態が続き、本番ではさらに強烈なノルアドレナリンの過緊張状態に陥ります。

自分からやる人は、準備の段階からドーパミンが出て、ワクワクします。意欲、モチベーション、集中力、仕事効率がアップします。そして、本番でもドーパミンが出ますから、「アゲアゲモード」「イケイケモード」に入る。ワクワクしながら、楽しみながら本番をこなすことができる。それは、過緊張とは真逆の状態。過緊張とは無縁の状態といえます。

例えば、中学受験をする小学生の場合も同様です。自分は「中学受験なんかしたくない」と思っているのに、親から無理やり「中学受験しなさい」と言われて試験勉強をしている小学生はモチベーションが上がらないどころか、モチベーションは思いっきり下がっています。試験本番でも、「やりたくない」という感情が回避反応を起こしますから、ノルアドレナリンを分泌させ、不安、緊張を高めるのです。

「どうしても○○大学の中等部に入りたい」と自分から受験したいと思う小学生は、受験勉強に対して前向きに、積極的に、意欲的に取り組みます。ドーパミンが分泌されることで、集中力と記憶力が高まり、勉強の効率が上がります。試験本番では「自分の将来の扉を開くチャンス」と前向きにとらえ、ワクワクしながら取り組める。ドーパミンが分泌されることで、集中力が高まりますから、最高のパフォーマンスを発揮することができるのです。

自分からやるのか。嫌々やるのか。

気持ちの持ち方で、結果は180度変わってしまうのです。

過緊張したくなければ、シンジよりアムロを目指せ！

アニメ作品『新世紀エヴァンゲリオン』の主人公、碇シンジは「逃げちゃダメだ、逃げちゃダメだ」が口癖です。戦うのが嫌いなシンジは、エヴァンゲリオンに乗って使徒と戦うために出撃しなければいけない状況で、「戦いたくない」という不安、恐怖、過緊張に襲われ、「逃げちゃダメだ、逃げちゃダメだ」という言葉を発しながら、思考停止、行動停止状態に陥るのです。

「逃げちゃダメだ」これは、過緊張、不安、恐怖を高める最悪なオマジナイなので絶対に言うべきではありません。「逃げる」と「ダメ」という2つなネガティブワードが入っていますし、「逃げる」という言葉を使うほどに「逃げる」イメージが強まります。

碇シンジは、「逃げ癖」がついている。「逃げ癖」というのは、ノルアドレナリン系が活性化しやすい、ということです。過去の「逃げ癖」からノルアドレナリンを出して、さっさと逃げることで安全を確保しよう、という脳のパターンが作られてしまっているのです。

あなたも苦手なこと、嫌いなことをできるだけ避けようと、「逃げ癖」が染み付いていないでしょうか？　もし、そうだとしたら、「逃げ癖」は絶対に直した方がいい。「逃げ癖」イコール「ノルアドレナリン分泌癖」であり、それこそがあなたの「緊張しやすさ」を作り上げている原因にもなっているのです。

「逃げちゃダメだ」と言ってはいけない。では、何と言えばいいのか？

そこは、『機動戦士ガンダム』のアムロ・レイに学びましょう。

「アムロ。行きま〜す！」

この言葉で、ドーパミンが出ます。敵と戦わなければならない、出撃しなければいけない。全く同じ状況において「逃げちゃダメだ」と言えばノルアドレナリンが出て、「行きま〜す！」と言えばドーパミン出る。

言葉を変えるだけで脳内物質は変わり、あなたは「緊張しすぎる人」から「緊張を楽しめる人」に変わることができるのです。

前頭前野を活性化させる

脳トレで感情コントロール力をアップする

「情動」を司る扁桃体にブレーキをかける「理性」の座は「大脳新皮質」ですが、「大脳新皮質」の中でも特に扁桃体をコントロールする役割を担っているのが、「前頭前野」です。「前頭前野」とは、場所でいうとちょうど、おでこの裏側のあたりです。

「前頭前野」の役割ですが、

1 思考、推論など認知・実行機能
2 行動を抑制する
3 コミュニケーション
4 意思決定する
5 情動のコントロール
6 ワーキングメモリ
7 意識、注意力。集中力
8 創造力

など、多彩な役割を担っていますが、一言で言うと「思考・運動・創造を司る最高司令塔」です。私たちが頭を使って考えている時、この前頭前野が活性化します。前頭前野は「理性」「知性」の座といってもいいでしょう。

前頭前野がしっかりと働いていれば、扁桃体の暴走は起こらない。あるいは起こってもすぐに鎮めることができます。ですから、「緊張しすぎる人」というのは、前頭前野の働きが鈍っている。あるいは、やや低下している。本来のポテンシャルを発揮できていない可能性があります。

例えば、うつ病の患者さんは、前頭前野の働きが低下しているのです。うつ病の主要な症状として、「不安」「感情がコントロールできない」「イライラする」「怒りっぽい」などが認められます。これらは、前頭前野が扁桃体をコントロールできないことによって生じていると考えられます。

前頭前野の働きが低下すると、扁桃体が暴走しやすい。つまり、過緊張しやすい、不安が出やすいという状況が起こります。前頭前野の働きの低下は、残業が続いたり、ちょっとしたストレスが重なった程度のことでも起こってきます。「脳疲労」という言葉がありますが、「脳疲労」の状態では、たいてい前頭前野の働きが低下しています。

ということは、前頭前野の働きを平均レベルにまで回復させる、あるいは平均以上にアップさせることができれば、「感情のコントロール」力が高まり、過緊張もしないということになります。

前頭前野の働きを高める方法。その方法を書いたのが、拙著『絶対にミスをしない人の脳の習慣』（ＳＢクリエイティブ）です。ミスをしやすい人というのは、脳が疲れているのです。特に、前頭前野です。前頭前野は、「ワーキングメモリ」を司っています。前頭前野が疲れるとワーキングメモリが低下する。したがって、脳の作業領域が狭まり、ミスを多発します。『絶対にミスをしない人の脳の習慣』では、「ワーキングメモリを高める９つの方法」を紹介しました。「ワーキングメモリを高める方法」は、そのまま「前頭前野を活性化させる方法」と言い換えることができます。

ワーキングメモリを高める９つの方法とは、

1 睡眠
2 運動
3 自然に親しむ
4 読書
5 記憶力を使う
6 暗算

7　ボードゲーム
8　料理
9　マインドフルネス

です。

これら全てが、「前頭前野」を活性化する方法となりますので、しっかりと実践してほしいと思います。これら「9つの方法」の具体的な内容については、『絶対にミスをしない人の脳の習慣』をお読みください。

逆に前頭前野の機能を低下させる習慣があります。それは、「スマホ」「SNS（特にLINE）」「ゲーム」です。これらの娯楽を長時間行うと前頭前野の機能を低下させますので、ほどほどにしておいた方がいいでしょう。

ルーティーンを作る

五郎丸ルーティーンの脳科学的秘密とは？

人は緊張しすぎると「失敗したらどうしよう」「ミスしたらどうしよう」という不安な考え、雑念が浮かんできます。このようなネガティブな雑念は、消そうと思えば思うほど強く現れてくるはずです。その雑念をきれいサッパリ消す方法があります。それが、「ルーティーン」です。

スポーツ選手などが、ここぞという場面に集中力を高めるために行う「決まりきった所作、動作」を「ルーティーン・ワーク」（略して「ルーティーン」）といいます。

２０１６年のラグビーワールドカップで活躍した日本代表のフルバック、五郎丸歩選手。彼がペナルティーキックを蹴る前に、ルーティンとしておこなう両手の人差し指を合わせる仕草「五郎丸ポーズ」が話題を呼び、多くの子どもたちが真似し、流行語大賞にもノミネートされました。

あるいは、アメリカ大リーグで活躍しているイチロー選手は、バッターボックスに立ち、バットを手前に突き出して、左手で右の袖を引っ張る一連の仕草を毎回必ずします。イチロー選手のルーティーンも有名です。

「ルーティーンは過緊張の緩和に有効である」ということは、ほとんどの「緊張本」に書かれている話であり、トップアスリートの人たちもルーティーンを取り入れているということから考えて、実際に大きな効果があることは間違いないでしょう。

ではなぜ、「ルーティーン」に過緊張緩和の効果があるのでしょうか？

五郎丸選手のルーティーン。大きく息を吸い（1）、右手で祈るような動作（2）。両腕、両肩を2回後ろに下げて（3）、左手と右手を3回合わせて（3）、左右の手を組み五郎丸ポーズ（4）をしながら、ゴールポストをチラッと見る（5）。両手をはなし、蹴る体勢に入ってから、最後にもう一度ゴールポストを見て（6）、すばやくキックする（7）。約20秒の動作の中に、7つの「動き」が盛り込まれており、結構忙しい動作になっています。

試しに五郎丸選手の動きをそっくりそのまま、時間もそのままで真似してみてください。そしてこの五郎丸選手のルーティーンを真似をするときに、「ミスしたらどうしよう」「ミスしたらどうしよう」「ミスしたらどうしよう」と3回唱えてください。できましたでしょうか？　不可能だと思います。

「ミスしたらどうしよう」と唱えようとすると、ルーティーンの動作ができなくなってしまうはずです。逆にルーティーンの動作をしっかりこなそうとすると、それだけで頭の中がいっぱいになります。脳科学的に言えば、**ルーティーンの動作によって、ワーキングメモリが占拠され、「雑念」「余計な考え」「ネガティブな考え」が入る余裕がなくなるのです。**

脳のキャパシティはたったの「3つ」

ワーキングメモリとは、人間の「脳の作業領域」のこと。人間がものごとを考えるときは、ワーキングメモリを使って「思考」、そして情報処理を行います。ワーキングメモリのキャパシティは、だいたい「3つ」と言われます。つまり、人間の脳で、同時に考えられることは、せいぜい「3つ」までということです。脳の中には、「三つのトレイ」があって、そのトレイを使って情報処理をしている、と考えるとイメージしやすいでしょう。

ちなみにワーキングメモリは、脳の前頭前野で処理され、ノルアドレナリンの機能とも深く関係しています。

7つの挙動からなる五郎丸ルーティーンを行うと、この「三つのトレイ」がすべて占拠される。結果として、「ネガティブな考え」をするワーキングメモリの余裕がないために、ルーティーンを行うと雑念がわかなくなるのです。

過緊張しやすい場面で、**自分なりの「ルーティーン」を作っておけば、「ルーティーンの動作をする」に気をとられて、「失敗したらどうしよう」と心配する脳の余裕がなくなる。**不安が不安を呼び、緊張が強まるということもない。過緊張緩和に大いに役立つということです。

自分なりの「ルーティーン」を作る場合、一つだけ注意があります。それは、「3つ以上の動作が組み合わさっている」ということです。ワーキングメモリのキャパシティが「3つ」だからです。あまりにも単純な動作ですと、ワーキングメモリに余裕が出てしまうので、雑念が湧き上がってしまいます。

ちなみに、イチロー選手のネクストバッターズサークルでのルーティーンは。6個の異なる動作を11回行うという、非常に複雑なルーティーンとして構成されています。

例えば、私たちが講演前、プレゼン前に行うルーティーンは、どうしたらよいでしょうか。

私は、以下のようなルーティーンを行っています。

1　講演開始10分前は、発声練習と軽いストレッチで筋肉をほぐす。
2　講演開始3分前までは、スライド一覧を見直し、講演の流れを確認する。
3　講師の紹介がはじまると、大きく深呼吸をする（紹介が終わるまで）。
4　視線を会場の参加者に向けて、参加者の様子を観察。男女比、年齢層、服装などからどんな業種が多いのかを推測。
5　さらに、笑顔になっているかを確認。

6　さらに、背筋がピンと伸びているかを確認。

7　司会の紹介が終わったら、演台のところまで行き、「みなさんこんにちは！」と満面の笑顔で第一声を発する。

最初は、これをそのまま真似てみてください。思った以上に忙しい。特に、（3）から（6）を、1分ほどの「講師紹介」の間に全て行うのは、脳がフル稼働の状態になります。「不安な考え」が浮かぶ余地は全くなくなります。

ルーティーンは、挙動数が多く複雑なほどいい。私も、五郎丸選手もイチロー選手も、7前後の挙動、動作を組み合わせているので、挙動数としては「7」前後がベストなのかもしれません。

本書では、25個の過緊張緩和法を紹介していますから、それらの中から自分で試してみて効果がありそうな方法をいくつか組み合わせて、「自分だけの必勝ルーティーン」を作り上げる。これがお勧めです。

ノルアドレナリン・コントロール術10

音楽を活用する

オリンピックの中継で、選手が試合直前までイヤフォンをして音楽を聞いている場面をよく見かけます。選手によってはのりのりでリズムをとっていたり、歌詞を口ずさんでいる人もいます。あるいは、音楽を聞きながら目を閉じて集中力を高めている選手もいます。

緊張のコントロールという意味において、音楽はどの程度効果があるのでしょうか。

例えば、モーツァルトを聞くと副交感神経が高まり、セロトニンが活性化するという報告があります。他にもクラシック音楽を聞くと脳波が変化し、リラックスの波形アルファ波が増えるという報告もあります。

一方で、ハードロックやテンポの速い激しい曲を聞くと、交感神経が高まり、心拍数が増えたという報告もあります。どんな音楽を聞くかによって、緊張を緩和してリラックスさせたり、逆にテンションを上げることもできるのです。

オリンピックの選手で、音楽を聞きながらリズムをとったり、口ずさんでいる選手も多いのですが、これはセロトニンの活性化に効果があります。身体でリズムをとる、リズムにあわせて口ずさむというのは、まさしく「リズム運動」になるからです。

テンポの良い曲を聞きながらリズムをとることで、テンションを上げながら、セロトニンを活性化し、「緊張」と「リラックス」が共存するゾーンに導くことが可能になります。

世界のトップアスリートたちが、「音楽」を活用していることが何よりの証拠ですが、緊張のコントロールに音楽は極めて有効であると言えます。

ノルアドレナリン・コントロール術11

マインドフルネス

ノルアドレナリンをコントロールする。扁桃体を鎮静化する方法をお伝えしてきましたが、「もっと科学的根拠がしっかりとした方法で、ハッキリとした効果を出したい!」という人もいるかもしれません。そんな人にお勧めなのが、マインドフルネスです。

最近注目されるマインドフルネス。マインドフルネスとは、「今、ここ」の自分の体験に注意を向けて、現実をあるがままに受け入れること。ストレス対処法の1つとして医療、ビジネス、教育などの現場で実践されています。

特に、Google、ゴールドマン・サックス、P&G、インテルなどグローバル企業が社内の研修にも導入していると注目が集まっています。

マインドフルネスの効果としては、

1　集中力、注意力を高める。
2　ストレス、不安を軽減する。
3　レジリエンス（ストレス耐性）を高める。

4　感情コントロール力を高める。
5　思いやり、共感を高める。
6　自己認識の変化。自己イメージを高める。
7　脳や身体が疲れづらくなる。
8　免疫力を高める。病気の予防効果。

など、多くの効果が報告されています。

最近では、マインドフルネスの科学的研究が進んでおり、多くの論文が発表されています。

「緊張のコントロール」に関連する脳科学研究を紹介すると、

- マインドフルネスをする人は、扁桃体の容積が5％小さくなる。
- マインドフルネスをする人は、前頭前野が活性化されている。
- マインドフルネスをする人は、前頭前野の容積が増える。

というものです。

マインドフルネスが、緊張や不安のコントロールに役立つ。マインドフルネスをすることで、緊張や不安やストレスが減るということは以前より言われていました。それが、最近の脳科学研究で、緊張の発生場所とも言える「扁桃体」が小さくなり、扁桃体にブレーキをかける「前頭前野」が活性化し、その容積も増えることがわかったのです。

つまり、「マインドフルネスをすることで緊張がコントロールできる」というのは、脳科学的に正しいと言えます。

マインドフルネスの実際の方法について説明すると長くなるので、ここでは割愛します。

マインドフルネス関連の本としては、マインドフルネスの基本から実践までを詳しく解説した『マインドフルネスの教科書』（藤井英雄著）、Googleで行われているマインドフルネスの方法について詳しく解説している『PEAK PERFORMANCE 最強の成長術』（ブラッド・スタルバーグ他著）をお勧めします。

第5章

緊張に負けないメンタルを手に入れる

なぜ人は緊張するのか？　緊張の４条件

脳科学的な根拠にもとづいた、緊張をコントロールする３つの戦略についてお話ししました。

緊張コントロールというと、通常はメンタル面の話が多くなると思いますが、本書では脳科学的な根拠にもとづく緊張コントロール法にページを割きました。とはいえ、メンタル面からの緊張コントロールについて書かないわけにはいきません。

緊張の根治療法という視点から考えても、「弱いメンタル」から「強いメンタル」へと切り替えることが必須と考えられます。

メンタルというと難しい感じがしますが、考え方を切り替える。ちょっとした心構えの変化で、「弱いメンタル」を「強いメンタル」へと切り替えることができるのです。

人はどのような場面で緊張するのでしょうか？「はじめに」で示した、「緊張しやすい７つの場面」について、もう一度振り返ってみましょう。

１　プレゼンテーション

2　試験やテスト、面接
3　発表会、演奏会
4　対人場面、一対一や初めての人と会う時
5　新しい仕事、経験のない仕事をするとき
6　苦手なことを無理にさせられる場面
7　スポーツや勝負事

この7パターン。私たちが日常生活で緊張する、ほとんどの場面が含まれています。

さてこの7パターンには、どのような「共通点」があるのでしょうか。緊張しやすい場面の共通点が明確になれば、対策も立てられるようになります。

緊張しやすい場面の共通点、いうなれば「緊張の条件」は以下の4つです。

①衆人監視

人から見られて、何かを行う。衆人環視のもとで評価や判断を受ける。

これは、7つの場面全てに当てはまります。

②自分をよく見せたいという気持ちが働いている

テストや面接で良い結果を出したい。スポーツで活躍したい。楽器の演奏をしたい。人に会った時に、できるだけ良い印象を与えたい。上手に自分をよく見せたいという気持ちが働いている。これも上記の7つの場面全てに当てはまります。

③勝負事。白黒がはっきりとした結果が出る

勝ち／負け、合格／不合格、成功／失敗、採用／不採用など、その結果が明らさまにはっきりと表れてしまう場面で人は緊張します。「試験、テスト」「面接」。さらに、「プレゼンテーション」や「発表会、演奏会」も含まれます。

④人生を左右するような重要なイベント

受験、面接、会社の重要なプレゼン。会社で新しい仕事を任される。スポーツの重要な大会。いずれも人生を左右します。「人生を左右する」とまでいかなくても、そのイベントの重要度が高いほど緊張しやすくなる、といえるでしょう。「どうでもいいこと」には、緊張しないのです。

これらの「衆人監視」「よく見せたい」「はっきりとした結果が出る」「重要なイベント」の4つが、緊張しやすい条件と考えられます。

言い換えると、このいくつかの条件を意識的に取り除くことによって、緊張は大きく緩和されることになる。それが、メンタルの切り替えということです。

メンタルを切り替えるだけで過緊張は消失する

例えば、練習試合というのがあります、高校野球の練習試合をイメージしてみましょう。

高校野球の選抜の公式戦は、ものすごく緊張すると思いますが、おそらく練習試合で戦うときは、それほど緊張しないでしょう。戦うチームは同じなのに、どうして練習試合は公式戦よりも緊張しないのでしょうか？

それは、緊張の4条件を考えれば、歴然とわかります。

まず、「衆人監視」ではない。公式戦はたくさんの応援、場合によっては全校生徒や自分の家族などが駆けつけますが、練習試合に応援に来る人はほとんどいません。ほとんど人が見ていないので、プレッシャーがかかりません。

次に、「勝負事」ではない、ということ。公式戦ではないので記録に残りません。負けても、大きなダメージはないのです。むしろ勝ち負けよりも、調子の良い選手を試してみたり、違う守備位置をやらせてみたり、打順を変えてみたり。「試し」「テスト」の意味が大きい。あるいは、選手の「調整」、本番慣れする「練習」の意味です。つまり、「勝つ」ことは最終目的ではないので、プレッシャーがかかりません。

次に、「重要」ではない。ということ。高校野球の全国大会に出場して、優勝するかどうか、それは選手にとってプロ野球でドラフト指名を受けるのと密接に関わっていて、本気でプロを目指す球児にとっては、「人生がかかっている」といっても過言ではないほどの重要性を持ちます。それと比べて練習試合はあくまでも練習。本番で勝つための、調整、練習でしかないため、「人生を左右する重要性」は全くありませんので、プレッシャーがかかりません。

試合に出る以上、選手たちは監督やコーチに対してのアピール、「自分をよく見せたい」という気持ちは多少ありますが、よく見せるというよりは「自分の実力を正しく評価してほしい」という気持ちです。実力がない選手が本番で大抜擢されても、それはそれで困るでしょう。

ということで、公式戦と練習試合。「同じ9イニングを戦う野球の試合」というのは何ら変わらないのに、公式戦では「猛烈に緊張する」。一方で、練習試合では「ほとんど緊張しない」。その違いは何なのかといったら、それは「気持ちの持ち方」「メンタル」の違いしかないのです。

つまり、公式戦でも、練習試合と同じ心境で戦えば、過緊張せずに、本来の実力をバッチリ発揮できるはず。実際には、極めて難しいことではありますが、**緊張しやすい4つの条件にもとづいて、「メンタルを切り替える」だけで、緊張は緩和させられる**、ということはこの練習試合の例を見れば、歴然とわかると思います。

必要なのは、あなたのマインドを変えること。「マインドチェンジ」で、あなたは緊張をコントロールできるようになるのです。

マインドチェンジ術 1　「相手のため」を意識する

「我欲」を捨てる

「プレゼンテーション」「面接」「スポーツの試合」「演奏会」「発表会」「対人コミュニケーション」など、緊張しやすい場面すべてに共通する特徴として、「自分をよく見せたい」という気持ちが働いています。

「自分をよく見せたいという気持ちが働いている」は、緊張の4条件の一つでもあります。

つまり、「自分をよく見せたいと」いう気持ちを、捨て去ることができれば緊張しない、と言えます。

緊張をコントロールするには、「我欲を捨てる」ことが必要なのです。

では、そもそも「我欲」とは何でしょう?

スポーツの試合などで、「絶対に勝ちたい」「自分のいいところを見せたい」。面接やプレゼンで、「最大限に自分をアピールしたい」。この場面で、勝利、成功をつかんで、自分の「人生を好転させたい」。これが「我欲」です。

我欲がなければ人間の成長もないし、モチベーションも上がらないので完全否定するつもりはありませんが。「緊張」という意味では、「絶対に勝ちたい！」と我欲が強まれば強まるほど、緊張も強まります。

我欲を捨てることで、緊張が緩和される。では、我欲を捨てるためにはどうしたらいいのか?　我欲の反対語を辞書で調べると、「無私」「無我」「私心のない」といった言葉が出ています。私は「我欲にとらわれた」の反対の状態は、「ありのまま」だと思います。

大ヒットしたミュージカル映画『アナと雪の女王』の楽曲でも「ありのまま」の姿の重要性が歌われていましたが、この「ありのまま」の心境というのが素晴らしい状態だと思います。率直、謙虚、あるがまま。「ありのままの自分でいいんだ！」という究極の自己肯定。

つまり、**自分をよく見せるのではなく、今の自分の実力相応、自分がやった分だけの努力相応の結果が出れば十分じゃないか。そう考えると、まず気負いが少なくなり、肩の力が抜けて、緊張から解放されるのです。**

本番の直前、緊張がよぎったときに「ありのままの自分で行こう!」「今の自分の実力をただ出すだけでいい!」と、口に出してつぶやいてみる。そうすると、変な気負いはとれて、緊張は緩和していきます。

「フォーミー」から「フォーユー」へ

２０１６年秋、世界的なウルトラランナーとして知られるカール・メルツァーが、３５００キロメートルを45日と22時間で走るという世界新記録を打ち立てました。このとき、インタビューで彼は答えました。

「悲観的になるたびに、支援してくれた人たちへの感謝の言葉を口にしてました。そうすると、すぐに気持ちが軽くなるんです。自分のことを考えないほうが、パフォーマンスが上がるんです」

自分のことを考えると、「苦しい」「緊張している」「不安だ」というネガティブな感情が高まります。自分を応援してくれる人や、自分のために集まってくれた人たちのことを考えると、「感謝」の気持ちが湧きあがります。どちらにフォーカスするのか。意識をどこに向けるかによって、「ネガティブな気分」が「ポジティブな気分」に完全に切り替わるのです。

自分本位で、自分がどう思い、自分がどうしたいかという「自分のため」、つまり「フォーミー」の状態。相手は今、何を感じているのか？　相手は今、何をして欲しいのか、何をすると相手が喜ぶのか、真に「相手のため」を考えるというのは、「フォーユー」の状態です。

「我欲を捨てる」とは、言い換えると「フォーミー」から「フォーユー」への切り替えです。

例えば、講師として100人の参加者の前で講演する場合。「失敗したらどうしよう」「言い違えたらどうしよう」「頭が真っ白になったらどうしよう」「失敗して恥をかきたくないな」というのが、「フォーミー」の状態。

これが「フォーユー」の視点だと、「参加者にしっかりと理解していただくために、できるだけわかりやすく話そう」「参加者を楽しませよう」「今日は、満足して帰っていただこう」「今、参加者は理解しているだろうか?」「今、参加者は楽しんでいるだろうか?」といった感じになります。

「フォーユー」の視点でいると、緊張はなくなります。緊張というのは、自分の中にあるものです。自分を観察しない限り、自分が「緊張している」こと自体を認識できません。

参加者や応援者など、常に「ユー（相手）」にフォーカスできるようになると、緊張している暇などなくなります。

「フォーミー」から「フォーユー」へ切り替えよう。言葉で言うのは簡単ですが、実際にやってみると意外と難しいものです。

しかし、誰でも、一瞬で、「フォーミー」から「フォーユー」へ切り替えるテクニックがあります。それが、「アイコンタクト」です。

「見られている」から「見ている」への変換

講演やセミナー講師をする場合、「アイコンタクト」といって、「参加者一人ひとりと目を合わせながら話す」テクニックがあります。参加者は、「自分の方を見て話してくれた！」と思い、話の理解度も深まり、参加者の満足度も大きくアップします。

プレゼンテーション、話し方の本などには、必ず書いてある有名なテクニックです。

このアイコンタクトですが、「参加者の満足度を高める」以外に、「緊張を緩和する」という絶大なメリットが存在します。

アイコンタクトでは、ただ目を合わせるだけではなく、目を合わせながら参加者一人ひとりを観察していくということが大切です。

参加者が「何度も何度もうなずきながら自分の話をきいている」「ものすごい集中力で、まばたき一つせず、自分の話に真剣に耳を傾けている」「一心不乱に、一言も聞き漏らすまいと、必死にメモをとっている」。そんな、参加者の「ポジティブ」な姿を観察し、参加者が「自分の話を楽しんでいる！」と実感した瞬間、スピーカーとしては最高の喜びを感じます。

あなたは、100人の聴衆の前で話す時、「100人の人に見られている」と思うでしょう。しかし、**アイコンタクトをしっかりと行っていれば、「100人の人に見られている」のではなく、「(自分が) 100人の人を見ている」という心境になります。**「衆人監視」は、緊張の4条件の一つですが、しっかりとアイコンタクトを行うことによって、「衆人監視」という条件が取り除かれる。結果として、間違いなく緊張は緩和します。

反応が悪くても「アイコンタクト」で雰囲気は変わる

そうは言っても、参加者を観察した結果、みんな退屈そうに聞いていたらどうするんだ、と心配する人もいるでしょう。

その場合は、「もっとしっかり話を聞いて」「ここ大切だから、よく聞いておいて」とメッセージを込めて、目で語りかけます。「アイコンタクト」というのは、非言語的なコミュニケーション手段なのです。

私も、会社の研修などの依頼講演の場合は、参加者のほとんどが「樺沢紫苑を全く知らない」という状況です。その場合は、そもそも「研修なんか出たくない」という人も多いので、雰囲気もかたく、「アウェイ感」に包まれた、チョーやりづらい空気ではじまります。その場合は、「これからみなさんの役に立つことをたくさん話しますから、しっかり聞いてくださいね」というメッセージを「目」にこめて、アイコンタクトしていきます。

また、「今はしらけているけど、15分後には夢中にしてやる！」という思いで、参加者とアイコンタクトを進めていく。そうすると不思議なことに、15分後にはみなさん夢中になって話を聞くように変わっていくのです。

とにかく、観察する

アイコンタクトのコツは、参加者全員と目を合わせながら、参加者一人ひとりを観察するということです。私の場合、１００人の会場でも、あくびをする人がいると、一瞬で気付きます。そのくらい。一人ひとり、そして全体を観察しているのです。

アイコンタクトをしっかりやる。一人ひとりと目を合わせて全体を観察する。もちろん、自分の講演、話をしながらやっていくわけですから、かなり慌ただしくなります。

そうすると、自分の内面に注意を向ける暇が全くなくなります。「あっ、緊張してきた」「もっと緊張してきたらどうしよう」とか、そんなことを考える余裕が全くなくなります。

「フォーユー」のスタンスで相手のことを注目するということは、自分のことを観察しなくなる。自分の緊張や不安を手放すことができる。つまり、結果として「我欲」を捨てることにつながるのです。

参加者を魅了する！　効果的なアイコンタクトの方法

では実際に、どのようにアイコンタクトをしていくのか。効果的なアイコンタクトの方法についてお伝えします。

①Z法で視線移動

まず、視線移動ですが、アルファベットの「Z」の文字を意識しましょう。まず左奥の人を見て、次は右奥、続いて斜めに移動して左手前、次は会場の前の方を横切って右手前の順に見ていきます。会場全体に、自分の視線によって、アルファベットの「Z」の文字を書くイメージです。

これは「Z法」と呼ばれ、「プレゼンテーション」や「話し方」の本には、必ずといっていいほど書かれている有名な方法です。

「Z法」を行うことで、全体をくまなく見ることができます。どこかのタイミングで参加者

は、「自分の方を見た」「自分と目が合った」と思うのです。

「Z」の文字移動を。何度も何度も繰り返していると、単調になっていきます。そこで、M字やN字を意識して、見る順番に変化を持たせます。結果として、左右、前後とランダムにアイコンタクトをして、参加者が時々「自分と目が合った」と実感するのが重要なので、厳密にZ字を描く必要はありません。

②ワンセンテンス一人と目を合わせる

「目に入った4、5人の人たち全体を何となく見る」のでは、アイコンタクトではありません。視線を止めて、一人の参加者の目を見て、「目が合っているな」ということを互いに意識するのです。

目を合わせている時間は、「ワンセンテンス」（1文）が基本となりますから、時間で言うと5秒程度となります。

一人で10秒を超えますと、「特定の人にだけ話している」「自分には話してくれない」という印象を持たれますので、長すぎないように注意する必要があります。

一人が終わったらまた次の人と。次々とアイコンタクトを続けていきます。

③最後列を意識する

下手なスピーカーは「最前列」を意識します。上手なスピーカーは、「最後列」を意識して話します。

「最前列」ばかりを見て話すと、後ろの人に話が伝わりづらくなりますし、後ろの人の満足度が低下します。「最後列」を意識し、「最後列」の人とアイコンタクを増やすと、会場の全員とコミュニケーションができて、参加者全員の満足度を高めることができます。「大は小を兼ねる」のです。

緊張しすぎると、目の筋肉の動きが悪くなりますので、近くのものしか目に入らなくなります。結果として、視野が近視眼的になると同時に、意識も近視眼的になってしまい、結局、自分の不安や緊張に目が行ってしまいます。

会場の最後列にもお客さんが座っている。参加者全員とアイコンタクトしよう。という意識を持つことで、近視眼的な自己観察を吹き飛ばすことができます。

④イエスマンを探す

講演をしていると、目をキラキラ輝かせ、演者の方を向いて、逐一うなずいてくれる「イエスマン」がいます。こうした「イエスマン」が一人でもいると、非常に話しやすくなります。特に、話し慣れしていない人、緊張しやすい人にとっては、救世主のような存在です。

ということで、会場全体に視線移動しながら、イエスマンを探しましょう。必ず一人はいます。

イエスマンがいると、その方とばかりアイコンタクトしたくなります。何度もうなずいてくれるイエスマンとアイコンタクトしながら話すと、ものすごく話しやすく、また楽しい気持ちになるからです。

しかし、一人の人ばかり見ていると、他の参加者が「前の方ばかり見ている」「自分の方を見ない」という印象を受けます。ですから、イエスマンとのアイコンタクトは長くならないよう注意しましょう。

私の場合は、**イエスマンは「周辺視力」で見る**ようにしています。イエスマンは、たいてい前から3列目以内の目立つ場所にいることが多いので、「最後列」とアイコンタクトをしながらも、前に座っているイエスマンが何となく目に入るのです。

後ろの人とアイコンタクトしながらも、前列のイエスマンが「ああ、うなずいてくれているな」と確認することが可能です。

ですから、イエスマンは「顔見（がんみ）」しないで、周辺視力で見るようにする。そうすると、参加者全員を満足させながらも、圧倒的な安心感の中で、心地よい話のペースを作ることができます。ここまで来ると、過緊張とは無縁の状態。適度な緊張感を「楽しむ」余裕すら出てくるでしょう。

以上のことを全て考えながら、アイコンタクトをしていくと、頭が一杯になります。ワーキングメモリがフルになるので、「緊張してきた」と考える余裕など全くなくなるのです。

ですから緊張してきたと思ったら、その瞬間にアイコンタクトはおろそかになっているはず。「緊張をなくそう！」と思うほど緊張に注目してしまいますので、**「緊張をなくそう！」ではなく「もっとアイコンタクトをしよう！」**と思うことで、自然に緊張や不安に目が向かなくなり、緊張や不安は消失していきます。

マインドチェンジ術2　感謝する

先ほど引用した、ウルトラランナー、カール・メルツァーの言葉。

「悲観的になるたびに、支援してくれた人たちへの感謝の言葉を口にしてました。そうすると、すぐに気持ちが軽くなるんです。自分のことを考えないほうが、パフォーマンスが上がるんです」

この言葉には、「感謝する」ことの重要性が語られています。

過緊張しないためのマインドチェンジ術。「最も重要な方法を一つだけ言え」と言われたなら、それは「感謝する」ことです　心から感謝すれば、過緊張など起こり得ない。それは、脳科学的な必然です。

感謝することによって、セロトニン、ドーパミン、エンドルフィン、オキシトシン。４つの脳内物質が出ることが知られています。

セロトニンはノルアドレナリンの「ブレーキ」です。ドーパミンは「楽しい」の源になる幸福物質。エンドルフィンは、脳内麻薬とも呼ばれ、ドーパミンよりもさらに強い幸福物質。オキシトシンは「癒し」「リラックス」の物質です。

この４つの物質は、緊張や不安に対して、ブレーキをかけたり、過緊張を中和してくれる働きを持つのです。

本書では、33個の緊張緩和法を紹介していますが、この４つの脳内物質を全て動かす方法が、唯一、「感謝する」ということです。

４つの脳内物質の中でも「感謝」と関連して、特に注目すべき脳内物質がエンドルフィンです。エンドルフィンは、他の人に感謝したとき。そして、他の人から感謝されたときにも出ると言われています。エンドルフィンが分泌されると、本当に心から感謝するときの気分。崇高で、気高いような、超越したような気分になります。

ドーパミンも「楽しい」「幸せ」という気分を引き起こす幸福物質ですが、ドーパミンとエンドルフィンが同時に分泌されると、エンドルフィンはドーパミンの幸福感を10～20倍にも増強します。

また、エンドルフィンが出ると痛みを感じなくなります。エンドルフィンが最強の幸福物質と言えるのです。

エンドルフィンが分泌されると、脳はリラックスします。実際、エンドルフィンの分泌により、リラックスの脳波の波形、アルファ波が増加します。

つまり、**エンドルフィンは、「緊張」に対してリラックス効果がある。セロトニンと同様に「緊張のブレーキ」として働く脳内物質です。つまり、心から「感謝する」だけで、緊張が和らぐということが言えます。**

例えば、私は講演の最初に、「本日はお忙しい中、お集まりいただき、本当にありがとうございます」といった挨拶からはじめます。本当に気持ちを込めて、感謝の気持ちをいっぱい込めて、心から「ありがとうございます」と言う。そうすると不思議なことに、過緊張がとれていくのです。

ポジティブ感情とはネガティブ感情は共存しない。「楽しい」と「過緊張」は共存しないという心理法則はすでにお伝えしました。同様に「感謝」と「過緊張」も共存しないのです。心の底から真に感謝できれば、「過緊張」は必ず緩和されるのです。

樺沢が「講演嫌い」から「講演好き」に変わった瞬間

今でこそ、1万人の参加者の前で緊張もなく、むしろ楽しみながら講演をこなす私ですが、最初から講演や人前で話すことが得意だったわけではありません。というよりも、大の苦手でした。

人前で話すのが苦手だったからこそ、「何とか克服したい」。「講演やプレゼンで堂々と話せるようになりたい！」という思いがありました。そこで医者になった私は、毎年3回、自分から手を挙げて、意識的に学会発表をするようにしました。

医者の世界では、医者になりたての頃は、「勉強」という意味も含めて学会発表をさせられます。しかし、自分から積極的にやろうという新人医師は少ないものです。そんな中、年に3回以上の発表を10年以上連続して行っていた私はかなり異例でした。

これだけ場数を踏むと、経験値のせいで「苦手」が「得意」に変わると思うでしょうが、私の場合はたった1回の発表で、その変化が起こったのです。それは、医者になって3年目の精神神経学会（精神科医が集まる最大の学会）のことでした。

Ａ会場（定員１０００人以上の学会のメイン会場）で総会が行われており、その終了直後がたまたま私の発表するセッションだったのです。総会参加者の半分以上がそのまま会場に残っていましたので、参加者は３００人以上いました。

しかも、総会の直後だったので、最前列には有名な教授たちがズラーッと並んでいました。

そのような物凄いプレッシャーの中、８分間の発表をやり遂げました。

そして、最後の質疑応答。なんと、最前列からＨ先生が手を挙げて、私の発表に対して質問をされたのです。これには驚きました。Ｈ先生といえば、精神科医では知らない人はいないというレジェンド的な存在。私も、その著書などは当然読んでいました。そのＨ先生が、わざわざ私のために質問してくれたのです！

普通は、それは物凄いプレッシャーなのかもしれませんが、私はものすごく嬉しかった。

「やったー！」と、心の中で叫びました。

その質問に対して、適切に雄弁に答え、私の発表は無事終了しました。

何という達成感、そして満足感、充実感でしょう。

学会の会場は、ＡからＨまで8会場もあって、少ない会場では参加者が数十人しかいない会場もあるわけで、そもそも自分のセッションに来てくれるだけでありがたい話です。興味がなければ、絶対に来ないわけですから。

そこに何百人もの人と有名な教授の方々が来ていて、さらにレジェンドのH先生が、精神科医3年目のぺーぺーの私のために質問してくれた。何と、ありがたいことでしょう。もうそこには、「感謝」しかありません。

実際は、総会が終わって移動が面倒なので、そのまま座っていた人も多いのでしょう。当時の私は「私のために、これだけの人が聞きに来てくれた！」と、かなりポジティブな誤解をしていたと思いますが、それでもその時の発表は、私に「100回分」くらいの成功体験を一度に与えてくれたのです。

その瞬間から、私は学会発表が大好きになりました。その後、患者さんや家族向けの講演なども積極的に引き受けるようになりました。結果として、講演者として膨大な経験を積み、今の「講演家」としての樺沢がいるのです。

「感謝」は、「過緊張」を吹き飛ばす

「感謝」は、「過緊張」を吹き飛ばします。

自分にフォーカスするから緊張が生じる。「フォーユー」の意識で、参加者のみなさんにフォーカスできれば、「わざわざ自分のために、これだけたくさんの人が来てくださって、本当

にありがとうございます」という感謝の気持ちしかわかないはずです。そうすると、「誠心誠意、やらせていただきます」という、我欲が消えた謙虚な境地になるのです。

「人に話を聞いてもらえる」というのは、本当にありがたいことです。学会発表の10分。あるいは、仕事関係の30分のプレゼンテーションでも、その人の人生の貴重な時間を割いて「自分の話を聞くために、そこに座っている」のです。

もしあなたが会社を代表してそこに立っていたとしても同じこと。あなたの会社のあなたのプレゼンを聞きに集まっているのです。

そして、会社は会社の代表として、この重要なプレゼンの発表者として「あなた」を選んだのです。あなたの会社、あなたの上司や社長にも感謝すべきでしょう。

あなたが、「その場」に立てることは、どれほど素晴らしいことなのでしょうか。参加者に感謝、そしてあなたを選んだくれた人に感謝。あなたを指導、応援してくれた人に感謝。「フォーユー」の意識を持てば、全ての人への感謝の気持ちが湧いてきます。

「感謝」＝「エンドルフィン」＝「チョー楽しい」です。

真に心が感謝の気持ちであふれているのなら、「緊張」が入り込む余地はなくなります。

今、目の前にいる人たちに感謝しよう

例えば、野球の試合。９人の先発メンバーに自分が選ばれただけで感謝です。監督やコーチに感謝。そして、スタンドにはたくさんの応援の人たち。忙しい中、集まってくれた人たちに心から感謝です。そんな感謝の気持ちがあれば、緊張している暇はないのです。

自分のことを考えるから緊張する。相手のことを考えるのがメインになれば、そこには「感謝」しかなくなります。

「重要な試合だから、絶対負けられない」というフォーミーの心境では、緊張が強まるだけです。「こんなにたくさんの人が応援してくれて、本当にありがとう。みなさんの感謝の気持ちに答え、精一杯プレーしよう！」というフォーユーの心境に切り替えるだけで、リラックスした「最善」のプレーができるのです。

受験生の場合、最後まで熱心に指導してくれた学校の先生、塾の先生に感謝。ノートを貸してくれたり、わからない問題を教えてくれた友人に感謝。塾の弁当を作り送り迎えしてくれた母親に感謝。高額な塾の月謝を何年も払ってくれた父親に感謝。私立を受験するのは、それだけで非常にスペシャルなこと。誰にでもできることではないのです。多くの人の支援、応援、指導があってこそ、受験会場に今、いることができるのです。それを考えると自然に、感謝の気持ちが湧き上がるはずです。

10人に感謝の言葉を述べよう

具体的には、口に出して感謝の言葉を述べる、それだけでいいのです。プレゼン前に「本日は、お忙しい中、お集まりいただき本当にありがとうございます」と心から述べてみる。スポーツの試合の前に、応援に来てくれた方に、「今日は応援に来てくれて、本当にありがとう！」と言葉に出して感謝を表明する。それだけで、過剰な緊張は、適性緊張に切り替わる。最高のパフォーマンスが発揮できるようになります。

オリンピックのメダリストのインタビューを注意して聞いてください。「ここまで応援してくださったサポーターのみなさん、そして自分を支えてくれたコーチや監督、チームの仲間に心から感謝の気持ちを伝えたいと思います」。試合の前も、試合の後も、常に「感謝」の言葉にあふれています。

インタビューのつど、感謝の言葉を述べている。**トップアスリートの人たちは、常に「フォーユー」の心境にあり、「ありがとう」と「感謝の言葉」が、ものすごく多い。ですから、「緊張」に負けることなく、自分の最高のパフォーマンスを常に発揮し続けることができるのです。**

一方あなたは、どうでしょう。感謝の言葉をどれだけ述べていますか？

試合当日、試験当日、プレゼン当日。感謝の言葉を10人に対して10回述べてください。完全に「フォーユー」の心境、「感謝モード」に切り替わります。

「感謝モード」は、エンドルフィンモード。あなたは、楽しみながら、最高のパフォーマンスを発揮できることは、間違いないのです。

マインドチェンジ術3　目的にフォーカスをする

緊張する場面に立つ時、あなたはまず自分の「目的」を考えるべきです。緊張しやすい人ほど、その目的と直接関係ない部分で不安になり、心配を強め、自ら緊張を呼び寄せている場合がほとんどです。

例えば、会社のプレゼンテーション。競合他社とのコンペ。採用されるのは、二社のうちどちらか一社。

さて、このプレゼンの目的は何でしょう？　それは、あなたの会社の企画が採用され、正式受注を勝ち取ることです。

しかし多くの人は、最も重要な「最終目的」を忘れているのです。

プレゼンのスピーカーは、「間違えないでしゃべろう」とか、「上手にしゃべろう」とか、

「かっこよくプレゼンしよう」とか考えると思いますが、それらは全てプレゼンの「目的」ではないのです。

途中で言い間違えようが、しどろもどろになろうが、正式受注を勝ち取ることが最終目的。正直、採用を決めるコンペの主催会社は、あなたのしゃべりが上手かどうかなど微塵も関心はないのです。どちらの企画が優秀で魅力的か。自分の会社の利益になるのか。プレゼンテーションの「内容」が100倍重要です。

例えば、あなたがテレビ局のアナウンサーであれば、「間違えないでしゃべる」「上手にしゃべる」ことはとても重要です。アナウンサーの場合は、「間違えないで上手にしゃべる」ことが最終目的となるからです。

私が講演会で話すときもそうです。参加者のみなさんは、「講演の内容」「どんなことが学べるのか?」に関心があるので、樺沢が「アナウンサーのように流暢にしゃべるかどうか」に関心がある人などいないのです。

「かっこよくプレゼンしよう」と考える人もいるでしょうが、TEDの大会に出るとか、AppleのiPhoneの新製品発表会で全世界に同時中継されるとか、そういう場面でもなければ、「かっこいいプレゼン」は、必要とされないのです。

多くの場合は、「かっこよさ」よりも、「内容がわかりやすく理解される」方が、100倍重要です。

もちろん言い間違えの多いプレゼンよりも、流暢でよどみのないプレゼン、かっこ悪いプレゼンよりもスタイリッシュなプレゼンの方がいいに決まっていますが、それは多少の印象アップにしかつながりません。

例えば、音楽の演奏会、発表会に出る場合。あなたが、ショパンコンクールの日本代表を目指しているのなら、1音の間違えが致命傷になるかもしれません、しかし、あなたの家族や友人を招いた普通の演奏会、発表会では、そこまでの厳密さは要求されないはずです。

演奏会、発表会の目的は、間違えないで完璧に演奏することではなくて、お客さんが楽しんでくれたり、お客さんが感動してくださるということではないですか？

「間違えないで最後まで演奏できた」としても、お客さんが楽しめないとしたならば、それは本末転倒なのです。逆に、何箇所か弾き間違えたり、音を外してしまっても、お客さんが満足して、最後に「今日素晴らしかったです」「今日は感動しました」と言ってくれれば、些細なミスは完全に帳消しになるのです。

言い換えると「間違えないで演奏する」は「あなたの目的」であり、「演奏会を楽しみたい」が「お客さんの目的」です。「お客さんの目的」を忘れて、「自分の目的」にしか目が行かなくなる視野狭窄の状態。それが、「フォーミー」の我欲に満ちた状態です。

あなたが最終的な達成すべき目的は何か？　その目的にのみフォーカスして、余計なことは考えない。緊張しやすい人のほとんどは、最終目的とは直接関係のない不安や心配で余計に緊張を強めて、最終目的を達成できなくなる、という本末転倒の結果に陥っています。

私がテレビ出演で全く緊張しない理由

さきほどもお話ししましたが、NHK Eテレの「ニューベンゼミ　テストの花道」という番組に何度か出演させていただきました。１時間を超える収録時間。アドリブ的なやりとりも要求されますが、私は全く緊張しません。なぜならば、「与えられた役割を淡々とこなす」だけだからです。

私は、この番組では、精神科医として「精神医学、脳科学などの専門的な知識をわかりやすく伝える」専門家の役割として出演しています。つまり、アナウンサーのように、滑舌よくペラペラとしゃべるということは、誰も求めていないのです。

難しいことをわかりやすく解説し、「ああ、そうか」と納得した瞬間に、出演者もテレビ局の方も、そして何百万人のテレビ視聴者の方も、「すごいな、この人」と思います。

最悪、言い間違えたり、滑舌が悪くなっても、落ち着いて言い直せば、うまく編集してくれるので何も心配ありません。「専門的な知識」の部分については、その日のテーマに合わせて、30問くらいの想定問答集を作って、それを記憶しておけばいいだけ。

そうした準備によって、「精神医学、脳科学などの専門的な知識をわかりやすく伝える」という期待される役割、私の目的は完璧に達成されるので、不安な要素というのは皆無です。あとは、本番を楽しむ以外にすることはありません。

このように、「自分に求められる役割」をきちんと理解して、その「役割」をしっかりとこなすことだけにフォーカスすればいいのです。

「上手に話そう」と思うのはやめた方がいい。「上手に話す」のは、あなたの最終目的ではない。あなたの役割ではないのです。

「目的」部分に関しては、本番どうこうというよりも、準備段階でほぼ決まることなので、不安があるのなら、準備を納得いくまで徹底して行うようにすればいいだけです。

マインドチェンジ術４　ハグする、手を握る

フィギュアスケートの試合を見るとき注意して見てください。演技が終わった後、選手がコーチや監督とハグするシーンをよく見かけます。しかし、注意して見ていると、演技をする前にも必ずハグをしています。

演技終了後にハグをするのは、選手の感謝や喜びの表現。監督やコーチからは、「よくやった」という祝福として理解できますが、試合の前のハグは何の意味があるのでしょう？「頑張ってね」「頑張ります」という意味が込められていると思いますが、もう一つハグには重要な意味が隠されているのです。

それは、ハグをすることで緊張緩和効果が得られるからです。

ハグをすると、オキシトシンが分泌されます。オキシトシンというのは、最高のリラックス物質です。**オキシトシンは、セロトニンと比べても非常に強烈な癒し効果、緊張に対するブレーキ効果を持ちます。緊張・不安物質であるノルアドレナリンの作用をリセットしてしまうくらいの「最高のリラックス物質」が、オキシトシンなのです。**

オキシトシンは、ボディコンタクト、ボディタッチによって分泌されます。ですから、ハグをするだけでオキシトシンが分泌され、緊張を緩和してくれるのです。

フィギュアスケートでは、技が失敗すると減点されてします。つまり、失敗がゆるされない。その緊張は物凄いものだと思います。そして、演技開始の1分前という、最も緊張する瞬間。そんな緊張した場面で、ハグをすることによって、オキシトシンによるリラックス効果が得られる。その意味は非常に大きいでしょう。

ハグは照れくさいという場合は、握手や手を握るということでも効果があります。手を握るだけで瞬時に不安が抑制され、痛みが軽減され、ストレスホルモンが低下するという研究があります。「頑張ってね」と言いながら手を握るだけでも、緊張を緩和する効果があるのです。

あるいは、「頑張ってね」と背中をポンポンと叩く場面も見られますが、そういったボディコンタクトも、それなりの効果が期待されます。「頑張れよ」と肩をさすったり、いろんなパターンがあるでしょうが、ちょっとしたボディタッチでも緊張緩和に有効です。

マインドチェンジ術５　対処法を明確にする

「どうにもならない」のが最大のストレス

「ストレス」という言葉は日常的によく使いますが、ストレスの定義を言えますか？

ほとんどの人は、言えないと思います。

ストレス研究者のキム・ジャンソクとデイヴィッド・ダイアモンドが作った、ストレスの定義を紹介しましょう。

１　「ストレスに対して興奮した生理反応があり、それが第三者によって測定可能であること」

2 「ストレッサー（ストレス）要因は、嫌いなものであること」

3 「自分はストレッサーを制御できないと感じていること」

この3つがそろって「ストレス」といえるのです。

この三つ目の定義が重要です。つまり、自分で制御できるのかどうか？　それが、ストレスかどうかの分かれ目になるのです。

つまり**どんなに苦しくても、自分でコントロール可能であるならば、それはストレスにはならない**、ということです。自分で制御できない、つまり「どうにもならない」「どうしょうもない」という点がストレスを増幅する要因になっている。「なんとかなる」と思った瞬間にストレスではなくなるのです。

これはマウスを使った動物実験でも証明されています。

別々のゲージに入れた2匹のマウス、そのマウスに軽い電気ショックを与えますが、片方のマウスが入ったゲージにだけ、電気ショックを止めるレバーがついています。そのレバーを踏むと、両方の電気ショックが止まる仕組みになっています。したがって、電気ショックを受ける回数と時間は、両方のマウスは全く同じになります。

何度か電気ショックを与えると、レバーの付いたゲージのマウスは、電気ショックを止める方法を学習します。レバーを踏んで自分で電気ショックを制御できるマウスと、何もできなくて、ただ電気ショックにおびえるマウスでは、どちらがストレスの影響を受けるでしょうか？

結果は、電気ショックの回数と時間は全く同じであったにもかかわらず、何もできないマウスの方は、ストレスによって潰瘍ができ衰弱が早いなど、より大きなストレスの影響を受けたのです。

つまり、苦痛を制御する方法を知るだけで不安とストレスは軽減する、ということです。苦痛を全てコントロールできなくても、ある程度苦痛を軽減させる手段や方法を知っているだけで、そのストレスを大きく減らせるのです。

対処法が緊張を消し去る！

この「ストレスのコントロール」の原則を、「緊張のコントロール」に応用するとどうなるでしょうか？

例えば、プレゼンで緊張しやすい人は、「プレゼン中に、頭が真っ白になったらどうしよう」「プレゼン中に次の言葉が出てこなくなったらどうしよう」ということを心配すると思います。それが大きなストレスとしてのしかかり、緊張と不安の原因となるのです。

その場合は、そうなった時の対処法を事前に決めておきます。

頭が真っ白になったときの対処法

1　大きく深呼吸する。

2　演台上の水を一杯飲んで時間を稼ぐ。

3　その時間で、演台上に用意していた、講演原稿をチェックする。

4　小話的なエピソードを準備しておいて、その話に脱線したふりをして、言うべきことを思い出す。

5　「続きは後で話します」と言い、忘れた部分を無視して平然と次に進む。

といった対処法がありえます。

この対処法は印刷して、演台上においておくとさらに安心です。

お勧めなのは、5です。言葉が出なければ、その部分をスルーして次に進む。慌てた表情さえ見せなければ、あなたの頭が真っ白になったとは、誰も気付かないでしょう。

万が一、頭が真っ白になった場合は、この「5つの対処法」を粛々と実行するだけ。それ以外はありません。

このように対処法を明確に決めておくと、「プレゼン中に、頭が真っ白になったらどうしよう」という不安が湧き上がることはなくなります。なぜならば、**「どうしよう」が「こうしよう」に書き換えられた**から。「プレゼン中に、頭が真っ白になったら、対処法どおりに対処しよう」と決まっているので、不安は安心に変わるのです。

頭が真っ白になっても、それは「コントロール可能」ですから、もはやストレスでも不安要因でもなくなるのです。

このように、「失敗したらどうしよう」と考える人は多いですが、失敗した場合の対処法を徹底的に考えて明確にしておく。それだけで、緊張も不安もなくなるのです。

マインドチェンジ術６

完璧主義から、最善主義へ

緊張しやすい人の特徴の一つに、「完璧主義」があります。

より完成度の高い結果を目指す「完璧主義」は、すごく一生懸命にものごとに取り組み、一見良さそうに見えます。しかし、完璧を目指せば目指すほど緊張は高まり、完璧からほど遠い結果になってしまいます。

なぜ、完璧主義はダメなのか？　それは、完璧主義の人は、「レジリエンス」が低いからです。最近、精神医学の世界で注目されている概念として、「レジリエンス」があります。**レジリエンスというのは、「心のしなやかさ」「ストレス耐性」「メンタル・タフネス」とも言い換えられます。**レジリエンスが高い人はストレスに強く、レジリエンスが低い人はストレスに弱いのです。そして、完璧主義の人ほど、レジリエンスは低くなります。

完璧主義というのは、いうなればコンクリートで、スキマなくギシギシの家を建てるようなもの。しなやかさのある木造住宅は、そのしなやかさによって力を分散させるために、大きな地震にも強いですが、免震装置のないコンクリートの住宅は、力をそのまま建物が受け取ってしまいます。

完璧主義はよくない。完璧主義は自分自身を追い詰めるだけです。では、どうすればいいのか？　完璧主義ではなくて、「最善主義」を目指すべきです。

最善主義というのは、「今の状況の中で、最善を尽くそう」「ベストを尽くそう」という考え方。

あなたの今の実力は90点としましょう。にもかかわらず、今の実力や状態を無視して、１００点を目指すのが完璧主義。「今の実力を１００％発揮しよう！」というのが、最善主義です。完璧主義は自分の実力や今日のコンディションを無視して、１００点を目指すわけですから、自分を追い詰めます。

「今の自分の実力を遺憾なく発揮しよう！」
「今日の自分のベストを尽くそう！」
「今の自分で、できる限りのことをやろう！」

これが、最善主義です。

最善主義とは、一瞬一瞬、毎回毎回、常に最善を尽くすという生き方。常に最善を尽くしていれば、成功も失敗も関係なくなってきます。最善を尽くしている以上、それ以上の結果が出ることはないのです。

「人生を左右するような重要なイベント」では緊張しやすい。緊張の４つの条件のうちの一つですが。普段から最善主義を意識できていれば、「練習試合」も「公式戦」も常に最善。「模擬試験」も「受験本番」も常に最善。おなじテンションでのぞめるようになっていきます。つまり、「重要なイベント」だから緊張しやすい、ということはなくなります。

「完璧にやろう」ではなく、「ベストを尽くそう」。

たったこれだけの考え方の切り替えで、プレッシャーはものすごく減ります。

マインドチェンジ術7

緊張するかどうかは「前日までに9割決まる」

ここまで読めばおわかりのように、「緊張する」「緊張しない」というのは、ほぼ前日までに決まっていると言えるのです。

1　深呼吸、笑顔などのトレーニング
2　自律神経を整える
3　セロトニン・トレーニング
4　睡眠トレーニングと十分な睡眠
5　イメージトレーニング
6　圧倒的な準備によるデータベースの書き換え

など、全て前日までにやっておくべきことです。

こうした「事前のトレーニング」なしで、いくら本番で深呼吸しようが、ぎこちない笑顔を作ったところで、緊張緩和効果は出ないのです。

今までの「緊張本」や「あがり症本」は、本番での対策がメインに書かれていたように思いますが、それは「対症療法」としては正しいものの、「根治療法」にはならないのです。

本書でお伝えした内容は、あなたの「緊張しやすい性格」や「あがり症」を根本的に治す方法です。そのための事前のトレーニングです。これをしっかりやっておくと、緊張をコントロールする底力が身につきます。「過緊張になることはない」または「過緊張になってもすぐに適性緊張に戻せる」ようになるのです。

緊張するかどうかは、「前日までに9割決まる」のです。これをよく覚えておいてください。本書に書かれた内容を実践しても、まだ「過緊張に陥る」「過緊張をコントロールできない」という人は、事前のトレーニングが足りていないということです。

あなたの「緊張しやすい性格」や「あがり症」は、完全にそして根治的に克服可能です。本番での緊張を恐れる気持ちがあるのなら、本番前日までにやるべきトレーニングややるべき準備を、粛々とこなすだけです。

マインドチェンジ術 8

最後は神頼み

「神頼み」というのは、効果があるのでしょうか？

受験生なども必死に勉強するものの、最後は神社にお参りして、「合格お守り」を身につけて本番を受験する人は多いでしょう。

あるいは、政治家なども、選挙の前に必ず神社へ参拝します。あるいは、上場企業の社長など、社会的に成功している人ほど、節目節目で必ず神社へ参拝すると言います。

さて、神社参拝、神頼みというのは、実際のところ効果があるのでしょうか？

結論から言いますと、神社参拝は、「超絶、ウルトラ、スーパー、確実に効果がある」と言っていいでしょう。あくまでも、私の経験での話です。

ですから、私は重要なイベントがある前には、必ず神社へ参拝に行きます。具体的には、新刊が出るたびに、その発売の一週間前に神社に行き、正式参拝（神主さんに祝詞を唱えていただく）をしています。もちろん本書の発売前にも参拝に行きました。

ただし重要なのは、「神頼み」には「やり方」があって、「効果が出る方法」とそうでない方法があるということです。間違った方法で神頼みをしても、全く効果は期待できないと思います。

間違った方法というのは、「東大合格、お願いします！」みたいな方法。他力本願というか、他人まかせ、神様まかせです。

樺沢流の効果が出る神頼みの方法とは、**「私は、やれることは、すべてやり尽くしました。もうこれ以上、自分に出来ることは一つもありません。あとは、神様お願いします」**とお願いすることです。

神様の気持ちになってみればわかります。たいして勉強もしないのに、「東大合格お願いします！」とお願いしても、「お前、もっと勉強しろよ」と突っ込みを入れているはずです。神様も、応援する意欲が湧きません。

一方、「私は、やれることは、すべてやり尽くしました。もうこれ以上、自分に出来ることは一つもありません。あとは、神様お願いします」だとどうでしょう。「ずいぶん頑張ったみたいだな。じゃあ少し力を貸してやろうか」という気持ちになるでしょう。

神社参拝のスピリチュアルな意味合いは本書では議論しませんが、心理学的なメンタル的な意味合いにおいて、正しく「神頼み」をすれば、必ず効果が出ます。

心理学的には、**「願望、目的を公言した場合」と「誰にも言わなかった場合」とでは、「公言した場合」の方が、目標達成しやすい**ことがわかっています。これを心理学では「予言の自己成就」といいます。

自分の目標や願望を宣言することで、人間の行動は無意識にそれを実現する方向に向いていく。だから、神社参拝。神様の前で目標宣言をすることは、心理学的にみても効果が十分に期待されます。

そして、「私は、やれることは、すべてやり尽くしました」と宣言する。これがとても重要です。緊張というのは、準備が不十分であるほど起きやすく、準備が完璧であればほとんど起こらない。その理由については、既に詳しく説明してきました。

「すべてやり尽くしました」ということは、「準備は完璧です！」という宣言です。つまり、心の底から、自分の本心として、「すべてやり尽くしました！」「準備は完璧です！」と言うことができるならば、脳科学の仕組みから考えて、扁桃体が危険信号を出すことはありえないのです。つまり、緊張することはない、ということです。

また、神社へ参拝に行くためには、その日までに「すべてやり尽くした」状態にまで持っていく必要があります。そうでないと、神様に嘘をつくことになります。ですから、神社参拝の日を決めたら、その日までに、「自分ができることを全てやりつくす」ように必死で頑張ります。時間制限があると人間は集中力も高まり、より高いレベルで徹底した準備ができるのです。

神様にお願いに行くのではなく、神様に報告に行くという感覚。神様に「全部やりました！」と報告に行くことが目標となるので、集中力もモチベーションも上がります。「あれもやってない」「これもやってない」「あれもやっておけばよかった」といった「もっと準備できたのに」という不全感が、緊張の原因を作ります。「すべてやり尽くした」と宣言するための神社参拝。神社に参拝している時点で、不全感は消失し、「やりきった感」に包まれます。

ということで、「すべてやり尽くしました」と神様にご報告するだけで、緊張はなくなり１００％、自分の力が発揮できるようになります。結果として、計り知れない「ご利益」が得られるでしょう。

第6章

シチュエーション別対処法

ここまで緊張をコントロールする方法。緊張を味方にする34の方法をお伝えしてきました。既に、ほとんどのシチュエーションに対応してるものの、「質疑応答」や「面接」といった、いくつかの特別なシチュエーションについては言及できませんでした。そこで最後に、「シチュエーション別対処法」として六つのシチュエーションでの緊張をコントロールする方法を追加しておきます。これであなたはあらゆる場面で、緊張を味方につけることができるようになります。

シチュエーション別対処法 1　質疑応答

プレゼンの印象は質疑応答で決まる!

「ブレゼンテーション自体は事前の準備で何とかこなせますが、最後の質疑応答が苦手です。予期しない質問がくると頭が真っ白になり、思考が止まってしまいます」という人は、意外と多いのではないでしょうか。

プレゼンテーション、講演、セミナー、学会発表など、最後に質疑応答や質問のコーナーがもうけられる場合が多いです。

どんなにプレゼン、発表が素晴らしくても、質疑応答でシドロモドロになってしまっては、印象がものすごく悪いです。なぜならば質疑応答は、発表の一番最後の部分に行われます。終わりよければ全てよし。最後の部分で、全体の印象が決まってしまうのです。

仮に講演が１００点とパーフェクトな出来であっても、質疑応答がボロボロで30点の出来だとしたら、参加者の総合的な満足度は50点くらいにしかならないでしょう。**特にコンペのような、他の会社から仕事を受注するようなプレゼンの場合、質疑応答がしっかりできていないと、「本当に大丈夫？」と不信感を持たれてしまいますので、仕事を受注することは難しくなります。**

プレゼンの印象は質疑応答で決まる。質疑応答は、プレゼン「本体」以上に重要、と言っても過言ではありません。

想定問答集があれば百人力

プレゼン、講演部分に関しては、事前に徹底して講演原稿を準備して、さらに上手に喋れるように予行演習しておけば、そう大きな失敗をすることはありません。

しかし、質疑応答のセッションは、どんな質問が出るのかわからない不確定要素が大きく、「答えられない質問がでたらどうしよう」と緊張も強まります。

質疑応答を上手に乗り切る、非常に効果的な方法があります。それは、「想定問答集」「Q&A集」を作っておくことです。質疑応答で出そうな質問を予想し、それに対する答えを「読み原稿」の形式、つまり「そのまま読めばいいだけの原稿」形式で用意しておくのです。

ちなみに私は、医師として毎年、学会発表をしていた頃は、完璧な想定問答集を作っていましたので、質疑応答で失敗したり、予想外の質問が出て戸惑った、ということは一度もありません。しかし、プレゼンにのぞむ場合、きちんとした想定問答集を作っている人は意外と少ないものです。だからこそ、しっかりとした想定問答集を作ることで、大きな差が生まれます。

しっかりとした想定問答集を作っておけば、同じ質問や似たような質問が必ずそこから出るので、想定問答集の通りに答えるだけです。想定問答集さえあれば、質疑応答は全く恐れることはないのです。まさに百人力であなたを支えてくれます。

10-30-100の法則

「想定問答集を作っても、それ以外の質問がでたらどうするのですか?」という質問が必ず出るのですが、結論から言うと、想定問答集以外の質問は出ません。あらかじめ「これ以外の質問など出るはずがない」というレベルの想定問答集を作ればいいのです。重要なのは、想定問答集を何問くらいまで作っておくかです。

その目安になるのが、１０－３０－１００の法則です。私の数百回を超える講演、セミナーの質疑応答から導かれた経験的法則ではありますが、10問で70％。30問で90％、１００問で99％をカバーするイメージです。

そこで、質疑応答を乗り切るために、まずは「10問の想定問答集」を作ってください。たった10問でも、主要な質問はほぼ網羅しますから、精神的な「お守り」になります。１時間もあれば、10問の想定問答集を作ることができますから、その手間を省いて「質疑応答で失敗したらどうしよう」と心配するのは、時間の無駄であり怠慢でしかないのです。

一つのプレゼンテーションから、出てくる質問は無限にあるわけではありません。自分で質問を書き出してみる。10個くらいは書けると思います。それに対して、自分の答えを用意しておけばいいのです。たった10問の質問を準備しておくだけで、70％がカバーできます。

「残りの30％が出たらどうするんだ？」とまだ心配な方は、30問の想定問答集を作ってください。30問の想定問答集であれば、90％以上をカバーするはずです。

作ってみるとわかりますが、30問の問題を思いつくのが大変です。**自分で質問を思いつかない場合は、同僚、後輩、先輩、上司など、周りの人に質問をしてもらう。**自分のプレゼンに突っ込みを入れてもらいます。この時、「質問出し」に協力してもらう人の人数を増やせば増やすほど、質問のカバー率はアップします。5人に協力してもらえれば8割、10人以上に聞けば、カバー率は90％を超えて、95％くらいまで高められるでしょう。

ちなみに、私が昔、学会発表をしていた頃は、毎回「30問の想定問答集」を必ず作っていました。

「30問で90％カバー。じゃあ、残りの10％が出たらどうするんだ？」とさらに心配な人は、「100問の想定問答集」を作ってください。そこまでやると、それ以外の質問が出ることは、まずあり得なくなる。もし出たとしても、用意した100問の知識や情報を使って、必ず答えられます。

聴衆を「ハッ」とさせる質疑応答のコツ

質疑応答で重要なのは印象です。「こいつ、勉強しているな」「この人の知識は凄いな」と思わせれば、あなたの勝ちです。

そのために、簡単にできる準備があります。想定問答集の作り方のコツですが、「引用元」と「数値」を盛り込むことです。

例えば、「2016年の厚労省がまとめた統計によりますと、85％という数値が出ています」「雑誌“Nature”の2014年のハーバード大の研究によると、有効率は63％と報告されています」のように答えられるようにしておくと、質問者はぐうの音も出ません。その引用元について既に知っていない限り、まったく反論ができなくなるからです。

医学の世界の学会発表では、わざと難しい質問、答えにくい質問をして、発表者をつぶしにかかるドクターもいますが、それに対してカウンターパンチのような応酬ができると実に気持ちがいい。このように権威ある雑誌の権威ある論文を引用して答えると、質問者も「そこまで勉強していたか」という顔をします。質疑応答で１００％、完璧な返答ができるようになると、発表が楽しくてしょうがなくなります。

そのためには、想定問答集に引用元、引用図書。そして、具体的数値や統計データを盛り込んでおけばいいのです。

想定問答集は一生モノ

きちんとした想定問答集を作っておくと、「そんな簡単な質問じゃなくて、もっと骨のある質問してくれよ。これだけ準備してきたんだから」と思えるようになります。圧倒的に精神的な余裕ができるのです。

想定問答集を作るのに時間がかかると思っている人も多いでしょうが、想定問答集を作るのにほとんど時間はかかりません。私の場合、30問の想定問答集を作るのに、１時間もかかりません。なぜならば、ほとんどは前回の流用でいけるから。

あなたはある分野の専門家で、それについての発表を行います。つまり、あなたの発表のジャンルは、毎回同じはずです。全く180度異なる、別ジャンルの発表をするということはまずない話ですから、前回の想定問答集をそのまま利用できるのです。

もちろん、今回の発表用にバージョンアップするわけですが、30問のうち新規で作るのはせいぜい10問くらい。残りは流用でいけるので、時間的にはほとんどかからないといっていいでしょう。

あるいは100問くらいの問答集を作っておくと、それはほぼ永久版のようなもので、2年、3年先まで使えますから、最初だけでも、徹底して高品質の想定問答集を作るべきなのです。

ということで、高品質の想定問答集を準備さえすれば、質疑応答で緊張することは皆無になり、むしろ質疑応答が楽しくてしょうがなくなります。

堂々と答える

質疑応答で最も重要なこと。それは、「質問に正しく答える」「質問に適切に答える」ことだと思うでしょうが、そうではありません。「堂々と答える」ことが、最も大切だと思います。

最もダメなパターン。それは、質問された直後、まだ一言も発していないのに、ドギマギした表情と不安が思いっきり顔に表れているパターンです。学会発表では、非常によくある場面です。答えを言う前から「こいつ、わかっていないな」「こいつ、自信がないんだな」「こいつ、不勉強だな」と、あなたの心中が全て見透かされてしまいます。

答えはまだ話していないのですから、「質問に正しく答える」「質問に適切に答える」とは全く別な次元で、あなたに対する評価、印象はすでに決定しているというわけ。つまり、**「質問に正しく答える」という以前に、「質問に堂々と答える」方が、何倍も重要なのです。**

あるいは、学術的に全く正しく答えていたとしても、口調が自信なげだったり、弱々しかったりすると、内容は正しいにもかかわらず、「本当にそうなのか？」という疑念や不信感を与えてしまいます。

発表、プレゼンの目的にもよりますが、発表、プレゼンは「あなた」、あるいは「あなたの会社」「あなたの会社の商品やサービス」「あなたの研究」などの、信頼性や信憑性が高く、その評価を上げることが目的となっているはずです。つまり、プレゼン内容が素晴らしく、質疑応答が的確であっても「信頼性がない」「怪しい」と思われてしまっては、目的を達成できない。本末転倒になってしまいます。

では、質疑応答で「堂々と答える」にはどうすればいいのか？　それは、「堂々と答える」

ことを最大限に意識することです。多くの人は、「何を話す」「どう答える」にフォーカスしてしまい、自分の態度や語調、表情のコントロールを完全に失ってしまいます。

ですから、難しい質問でも、わからない質問でも、「態度、語調、表情だけは堂々と話す」ことを最優先させてください。それを忘れてしまわないように、想定問答集の一番上のところに、「質疑応答は、堂々とした態度で話す！」と赤ペンで書いておきましょう。

それでも本番の質疑応答でドギマギしてしまう人は、前日に質疑応答の予行演習をしてください。想定問答集を堂々とした態度、語調、表情で読む練習をしてください。できれば、オーディエンス（聞き手）を用意して行うといいでしょう。

質疑応答。実は、質問した本人以外は、注意して内容は聞いていないものです。しかし、あなたの態度や表情は全員が見ています。質疑応答は、「堂々と答える」だけで90％はＯＫと考えましょう。

シチュエーション別対処法 2

1対1の対人場面

1対1の会話が苦手です

上司や目上の人と1対1で話す場面。あるいは、異性の人と二人で話す場面。多人数で話しているときは何でもないのに、1対1で話すととても緊張する、という人は多いものです。

私は、精神科医ではありますが、正直、1対1で会話するのは、得意ではありません。では、日々の精神科の診察でどうしているのか？　というと、患者さんが診察室に入ってくる前に、必ず「診察」のプランを頭で立てるのです。最初にこういう話をして、次にこういう質問をして、最後に薬の話をする。といったような「流れ」を組み立てます。

慣れれば、10秒もかからず組み立てることができますが、必ず診察の「プラン」を立てて、計画的に、戦略的に話を進めていく。まあ、だからこそ「精神療法」として効果を発揮するのです。決して、「ノープラン」で診察にのぞんだり、「行き当たりばったり」で診察をすることはありません。

「プラン」を立ててから1対1の対人場面にのぞむと、心の準備ができていますので、非常に話しやすくなるのです。

例えば、あなたが上司から呼び出された場合。「今のプロジェクトの進捗が遅れているので、その件が話題になるな」ということが予想できます。ですから、プロジェクトが遅れている理由やそれを正当化するデータを準備したり、あるいはプロジェクトの遅れを取り戻す計画があることを提示したりと、**自分が「話す内容」について、いくつかのパターンを事前に準**

備しておくことです。慣れない人は、想定問答集を作っておくとより確実です。

いきなり、ノープランで上司との面談にのぞんで、そこでいろいろと厳しい口調で「プロジェクトの遅れ」について詰問されたとしたら、緊張してしどろもどろになるのも当然でしょう。しかし、何を質問されるか？　どのポイントを突っ込まれるかは、だいたい予想がつくはずです。準備が可能なのですから、しかるべき準備をしてから、面談や話し合いにのぞむべきです。

想定問答集というのは、会議や面談などいろいろな場面で活用することができます。「自分の今の仕事、今のプロジェクト、自分の専門分野に対して、30〜１００問くらいの想定問答集を日頃から用意しておいて、瞬時に答えられるようにしておく。もし、答えられなかったり、答えがあいまいになってしまった場合は、その部分を勉強、調査しなおして、想定問答集に追記していく。それを数ヶ月も続ければ、よりパーフェクトな想定問答集が出来上がっていき、急に何を質問されても、ビクビクしたり緊張することはなくなります。

異性と話すと緊張します

異性と二人きりで話す場面で緊張しやすい、という人も多いでしょう。その場合も、事前準備が重要です。

最近あった面白話、笑い話、話して盛り上がりそうな話題など、事前に2、3個は話のネタを用意しておきましょう。それが準備です。話がとぎれたり、沈黙になった場合、そうした「仕込んでおいた話」があれば盛り上がります。実際、その話を使わなかったとしても、「お守り」の効果になりますから、「雰囲気が白けたらどうしよう」「沈黙したらどうしよう」という不安は解消されます。沈黙したら、「仕込んでおいた話」をすればいいだけですから。

お笑い芸人に学ぶ　ネタ帳会話術

とはいえ、「おもしろい話なんて、そうそう思いつかない」という人は多いと思います。

お笑い芸人のトークは、おもしろいですね。人をひきつけます。どうして、こんなにおもしろいネタをたくさん持っているんだろう、と思います。

彼らの「おもしろ話」。よく分析してみると、ほとんどが自分の体験談です。先日、こんなことがあったんだけど……という。例えば、お笑い芸人がパーソナリティをつとめる深夜のラジオ番組。最初のフリートークで、最近あった「おもしろ話」をするのですが、よくこんなにおもしろい出来事ばかり、毎週起きるものだと思います。

しかし、そこにはカラクリがあるのです。お笑い芸人というのは、たいてい「ネタ帳」というのを持っています。何かおもしろい出来事があったら、すかさずネタ帳にメモするのです。自分が思わず笑ってしまったおもしろい出来事。それを他の人に話せば、うけること間違いなし。自分が笑った出来事や笑われた出来事を、メモすればいいだけです。

つまり、「おもしろい出来事」は、お笑い芸人の周りで特別に高い頻度で起こっているわけではなく、私たちの周りでも毎日起こっているのです。ただ、私たちは、「ハハハ」と笑って、それを忘れているだけ。お笑い芸人は、「笑える」と思った瞬間に、すかさずネタ帳に記入し、忘れないように記録しているのです。まあ、それが仕事ですから。

結果として、「おもしろい出来事」がどんどん集積され、それが自らのネタ、あるいはそのネタの素材になっていくのです。

私たちもお笑い芸人にならい、**自分の「ネタ帳」を作って、そこに「これは使える！」と思ったネタを書きためればいいのです。**毎日の生活の中で、「このニュースはおもしろい」「このブログ記事は、役に立ちそうだ」「この話、ためになる」「この人、いいこと言うな」という瞬間は、いくらでもあるはずです。人間の脳はインプットしたものの99％を忘れるようにできていますので、メモをとらない限り、「おもしろい出来事」も99％は忘れてしまいます。

話題を10個以上ストックしておく

人と話すのが苦手な人の特徴。それは、「何を話していいかわからない」ということです。

言い換えると、「話題が少ない」ということ。「話題は１００個くらいあるのに、人前にでると全く喋れなくなる」という人は少ないと思います。

多くの人は、毎日ブログやウェブニュースを読んでいると思いますが、実はそれらはほとんど記憶していないのです。私のセミナー参加者２００人に対するアンケートでは、「最近１週間、ウェブで読んだブログやニュース記事を覚えているかぎり書いてください」という課題に対して、平均4個しか記憶していませんでした。

普通にスマホを使っていれば、１日5～10記事くらいは読んでいると思います。一週間で50記事以上。しかし、実際に記憶しているのは、その1割にも満たないのです。ウェブの記事をどれだけたくさん読んでも、あなたの「話題」は増えないのです。

私は、ブログやニュース記事などでおもしろいものがあれば、ノートパソコンのデスクトップに起動している付箋紙アプリ「Sticky Notes」にメモするようにしています。あるいは、Facebookに公開範囲を「自分のみ」の設定（自分にしか見られない設定）でシェアしたりします。「おもしろい！」というものがあれば、必ず記録します。それは、後から、本や講演、セミナー、メルマガやYouTube動画のネタになるかもしれないからです。

アウトプットすると、記憶に残ります。記録することは、アウトプットなので、記憶に残りやすくなる。会話の途中でも、そうした「話題のストック」が無限にあるので、いくらでも話が出て来る、ということになります。

せっかく、**ブログやニュースにおもしろい記事を発見したのなら、必ずメモして残すことです。自分の話題としてストックする習慣をつける。**実際に、話に盛り込んで、アウトプットしてみる。たくさんの話題をもっていると、人に話したくなるものです。「話し嫌い」のあなたも、ネタ帳が充実してくると、話が楽しくなることは間違いないでしょう。

医者の前に出ると緊張して、言いたいことが言えません

「医者の前に出ると緊張してしまい、自分の症状など言いたいことが言えなくなり、診察が終わった後、あれも言えなかった、これも言えなかったと後悔します」といった悩みをよく聞きます。

この対処法は簡単です。言いたいことを事前にメモ用紙に書いておけばいいのです。

最近の症状、つらいところ、痛いところ、副作用かもしれないと思った点など。箇条書きでよいのでまとめておきます。話をしながら、話が終わったら、それぞれ線「——」で消していきます。

「メモを使って話す」というのは、話し下手な人には極めてお勧めの方法なのですが、話し下手な人ほどなぜかメモを使わないのです。

スピーチや朝礼など、**数分間の人前で話す場面などでも、数行のメモを用意しておくだけで、とても話しやすくなります。**ただ、メモを書いておくだけで、忘れたときの「お守り」となりますので、実際はメモを見ないでしゃべれることも多いのです。

話が苦手な人。人前で緊張する人ほど、「メモ」や事前の準備をせずに、いきなり頭の中で全てを処理しようとする。それは無理なのです。お笑い芸人のように話が上手な人は、天性の素質で会話しているように思えますが、そういう人ほど実は見えない努力、事前の下準備をしっかりと行っているのです。

1対1の対人場面で緊張しやすい人は、メモや問答集などを事前に準備し、会話プランを立ててから人と話すようにする。不確定要素がなくなると同時に、不安も過緊張もなくなります。

シチュエーション別対処法 3

面接

「就職面接で緊張する」という人も多いはずです。おそらくほとんどの人がそうでしょう。第1志望の会社に就職できるか。あるいは、2流企業に就職するのかでは、自分の人生は大きく変わります。就職面接は「人生を変える分岐点」と言っても過言ではないでしょう。失敗できない。だからこそ緊張するのです。誰でも緊張するのです。

しかしながら、過緊張になり、言いたいことも言えずに不採用になってしまうと、後悔も大きいでしょう。あるいは、何社受けても内定が出ないと、精神的なプレッシャーも高まり、余計に緊張が強まる人もいるでしょう。

ということで、面接で緊張しない方法をお伝えします。

以下、紹介する内容のほとんどは、既に本書で紹介した内容と重なります。

本書のノウハウを自分のシチュエーションに合わせて活用する「実践編」としてお読みください。そうすると「面接」以外の自分の緊張しやすい全ての場面で、本書のノウハウを応用できるはずです。

①情報を集める

情報は安心につながります。たくさんの情報を集めるほど、緊張は緩和します。仮に、面接で聞かれる内容が全てわかっていたとしたら……。多分、大きな緊張はないと思います。

ですから可能な限り「面接」に関して、多くの情報を集めることです。「就活対策本」を読む。「面接」についての就活セミナーを受ける。この辺は基本です。

すでに面接を受けた友人から、面接の雰囲気や質問の内容などを詳細に教えてもらうのもいいでしょう。会社によって、面接のパターンは異なるでしょうから、違うパターンを知っておくことで対応力が高まります。

さらに、自分が受ける本命企業の情報をできるだけたくさん集める必要があります。有名企業であれば、「会社名　面接　体験談」で検索すれば、ネット上からたくさんの体験談が読めるはずです。

できれば、本命企業の面接を受けた人の話を生で聞きたいところ。あなたの先輩にその企業に入社した人がいれば、直接、話を聞きましょう。あるいはそれが見つからなければ、その企業を受けた先輩を探しましょう。内定をもらうのはごく一部ですが、人気企業であれば受けた人は相当に多いはずなので、何人か先輩に当たれば、その会社を受けた人が見つかるかもしれません。もし見つかれば、面接の雰囲気、質問内容などを詳細に教えてもらいましょう。

ここまで情報を集めれば、本命企業の面接の雰囲気、質問の内容なども、かなり明確になっているはずです。あとは、それに対して準備、対策を講じることです。

② 準備する

a 想定問答集を100問作る

まずは、面接に向けて「想定問答集100問」を作りましょう。全てそのまま読める原稿として書き出されている必要があります。面接の場合、質問のバリエーションは非常に多いので、30問では不十分です。ですから、100問作りましょう。100問作っておけば、「予想外の質問」というのは、まず滅多に出ないはずです。

b 笑顔トレーニング

面接で重要なのは、「印象」「好感度」です。外見心理学によると、初対面の人間の印象は、90%が外見で決まるといいます。就活の場合、基本リクルートスーツを着ているので、服装による差別化はできない。髪型などもボサボサで行く人はいないでしょうから、**「外見」で差別化できるのは、唯一「表情」です。**

面接での好感度に、「表情」は極めて大きな影響を与えます。相手に好印象を与える表情、つまり「笑顔」が重要なのです。

自然な笑顔で受け答えするだけで、あなたの印象が大幅アップすることは間違いありません。しかし、緊張すると自然な笑顔は作れない。ですから、自然な笑顔が作れるようになるまで、毎日、笑顔トレーニングをしてください。

c 模擬面接を何度も行う

本番に向けての「予行演習」が重要です。面接の場合は、「模擬面接」ということになります。最低限、一人で模擬面接の練習をするのは絶対必要ですが、やはり相手がいないと緊張感が出ません。友人同士で「面接官」と「受験者」を交互に行います。

その場合、「面接官」の役をやる、というのも大切です。「この人を採用すべきかどうか?」と面接官の気持ちになりきる。そうすると、面接官が何を考えて面接しているのか、面接官の心理がわかるからです。

友人同士の模擬面接も必須ですが、就活サポート会社が行っているプロの面接官が行う模擬面接も受けた方がいいでしょう。「緊迫感のある本番さながらの環境」で行われる予行演習が、緊張の抑止力になるからです。

d フィードバックする

模擬面接をしながら、自分ができていない点。不十分な点を洗い出し、次に同じ質問をされた場合どう答えるか。想定問答集に付け加える。加筆修正してバージョンアップしていきます。実際に、本番の面接を何度も受けると思いますが、そのたびごとに「成功ポイント」と「失敗ポイント」を反省して、フィードバックすることも大切です。

e コミュニケーションの練習をする

面接で緊張するという人は、コミュニケーションが下手な人が多いと思います。普段から言葉数が少なく、対人場面を得意としていないような人は、面接というプレッシャーがかかる場面では、もの凄く緊張するのは当然です。

ですから面接に限らず、「コミュニケーションの練習をする」べきです。例えば、「合コンに行く」というのも良いでしょう。面接ですごく緊張する人は、異性と話しても緊張するはずです。ですから、敢えて「緊張する場面」に自分から出向いていく。初対面の女性に自分の長所を流暢に語ることができれば、それは面接に向けて大きな自信になるでしょう。

f プレッシャーに慣れておく

面接で緊張するという人は、プレッシャーに弱いはずです。面接を受けるのは、大学生、高校生が多いでしょうから、「プレッシャーがかかる」という体験自体がまだ少ないのです。

プレッシャーがかかる体験をたくさんこなすことで、データベースが書き換えられます。

ですから、「プレッシャーがかかる体験」を自ら増やしてください。

例えば、人前で発表すると緊張する人は、自ら進んで発表の演者になる。カラオケで緊張する人は、みんなでカラオケに行った時、自分から何曲も歌うようにする、というのもいいでしょう。とにかく、敢えて「緊張する場面」を体験するとこで、緊張に対する免疫ができます。

g ボイストレーニングを受ける

話し方に自信がない。自分の声に自信がない。という人は、ボイストレーニングを受けるといいでしょう。面接に向けて、学生でボイストレーニングを受ける人はまだまだ少ないと思いますので、圧倒的な差別化になります。

なかなか内定が出ないという人は、「基本的な話し方」がなっていない可能性があります。うつむき加減で自信なげに話すとか、きちんと視線を合わせない（アイコンタクトしていない）とか。あなたがどんなに優秀で人間的に素晴らしい人であっても、うつむき加減で自信なげにボソボソ話しているとしたら、イメージは非常に悪い。そうそう内定は出ないと思います。

私の友人の声、話し方の専門家。ボイスアップマスターコーチのＨＡＲＵさんは、ビジネスパーソンのボイストレーニングを行っていますが、最近では就活生でボイストレーニングを受ける人も増えているそうです。**たった1日のボイストレーニングでも、見違えるように話し方は上達します。**実際、彼女のボイストレーニングを受けた就活生たちは、自分の話し方に自信をもてるようになり、実際に希望の企業から内定をもらっているそうです。

③面接本番で緊張緩和テクニックを使う

a 時間に余裕をもって到着する
時間をコントロールできる人は、緊張もコントロールできます。

b 待っている時間は、ストレッチや笑顔で筋肉をほぐす。
自分のルーティンがあれば、それを活用する。

c「ありのままの自分を出そう」と言葉に出して言ってみる。
「自分をよく見せよう」と思うと、緊張は強まります。

d 名前を呼ばれたら、立ち上がり、大きく深呼吸をして入室。

e 席についたら、面接官を観察する。自分のために貴重な時間をさいてくれている面接官に心から感謝する。

f 席についたら、姿勢を正す。とりあえず、モデルのように背筋をシュンと伸ばすことを意識する。
g 第一声は、満面の笑顔で挨拶。最初に笑顔から入れば、必ず緊張は緩和します。
h 質問に対して、面接官の目を見て答える。
i 非言語的に「想い」を伝える。単に言葉だけではなく、あなたの「想い」「情熱」「メッセージ」を言葉にのせて伝えましょう。
j 迷う質問をされたら、面接官の気持ちになってみる。「この質問を通して、何を探ろうとしているのか?」面接官の気持ちになると、理想の答えも見えてきます。
k それでも、過緊張するときは、深呼吸です。面接官が話している間が、深呼吸の絶好のチャンスです。姿勢と笑顔もくずれていないか、確認しましょう。
深呼吸、笑顔、姿勢が、緊張緩和の3種の神器です。

④なかなか内定が出なかったら

就職試験は、何社も受けるのが普通です。最初は「練習」くらいの気軽な気持ちで受けましょう。とはいえ、連続して内定が出ない。それどころか、二次面接にすら進めない。という人も多いと思います。そんな場合は、どうしたらいいのでしょう。

a 全部戦略

最後に一番重要なのは、「全部戦略」です。やれることを全てやりきっているのか？

上記の①～③の内容で、やれていないことが必ずあるはずなので、そこを強化してください。「全てやり尽くしている」と断言できるなら、少なくとも面接での緊張はコントロールできるはずです。

b とにかくフィードバック

「内定が出ない」というのは、失敗ではありません。「トライ・アンド・エラー」（試行錯誤）の「エラー」にすぎません。ですから、うまくいかない点を発見して修正（フィードバック）する。それを次の面接で反映する。そこをきちんとやっている限り、必ずあなたは「成長」「進歩」していきます。あきらめない限り最終結果は確定しない、「失敗」にはならないのです。

c 内定をもらった友人から話を聞く

「10社連続で内定が出ない！　どうしたらいいんだ」と、何をしたらいいのかわからなくなる人もいます。そんな場合は、内定をもらった友人から、詳細に面接の様子を教えてもらいましょう。彼がどのように答えたのかも。模擬面接的に再現してもらうのもいいでしょう。

それをしっかりと記憶する。その様子を自分を主人公のようにして想像してみましょう。つまり、イメージトレーニングです。「イメージした記憶」と「本来の記憶」を、扁桃体は見分けることができません。

「他人の成功体験」でも、しっかりとイメージすれば、脳内データベースを書き換えることが可能です。

d クサらない

一番よくないのは、「どうせ次もダメだろう」とクサることです。

その時点で、「次回も失敗する」様子をイメージしています。つまり、クサることは、「失敗のイメージトレーニング」をしていることと変わらないのです。そんな気持ちでのぞんでは、次回も間違いなく失敗します。

人間の心理は、非言語的に相手に伝わります。「どうせ、この会社もダメだろう」というあなたの考えは、面接官に伝わります。そんな人を誰も採用したいと思いません。

「次の会社は、内定が出る」と信じる。信じられなければ、言葉に出して10回言ってみましょう。

以上、面接で緊張しない方法です。「そこまでやるか」と思う人も多いでしょうが、人生を左右するほど重要な就職面接ですから、「やれることはすべてやり尽くす」意気込みでのぞんでください。単に緊張しないというだけでなく、最高のパフォーマンスを発揮し、最高の結果が得られるはずです。

シチュエーション別対処法 4

極度のあがり症

あがり症は病気か?

「私は極度のあがり症です。人前に立つと、頭が真っ白になって、完全に沈黙してしまいます。以前、会社で「発表」を割り当てられましたが、どうしても耐えられなくなり仕事を休んでしまい、会社や他の方にも迷惑をかけてしまいました。深呼吸など、既存のあがり症対策などは一通り行いましたが全く効果がありません。何かあがり症を少しでも軽減する方法はないのでしょうか?」

このような極度のあがり症の人もいると思います。

人前に出たり、人と話すといった対人交流場面で、強い不安感や緊張感が生じて日常生活に困難をきたすとなると、それは「社会不安障害(SAD)」かもしれません。社会不安障害とは、あまり聞き慣れない言葉だと思いますが、従来「対人恐怖」と呼ばれていたものの類似疾患と考えられています。

ＳＡＤの罹患率。日本人における12ヶ月罹患率（ここ12ヶ月でかかっている人の割合）は、0・7％。生涯罹患率で2～5％といいます。生涯の間に、30人に1人はかかるという病気で、決して珍しい病気ではありません。

精神医学の世界で、従来は、「あがり症」「人見知り」「引っ込み思案」「極端な内気」などは、病気ではなく「性格」としてとらえる流れがありましたが、最近では学校や会社に行けない、不登校やひきこもりの原因になるなど、社会生活に支障が出るレベルになると、「病気」として治療した方がいいという考えが主流になっています。

実際、薬物療法、認知行動療法が奏功する場合も多いので、精神科の受診も考慮すべきです。

社会不安障害かも、と思ったら

ＳＡＤは、以下のような症状を呈し、これらがそろっているとＳＡＤと診断されます。

1　社交場面に対する、著しい恐怖または不安

社交的場面とは、社交的なやりとり（例：雑談する、よく知らない人に会う）、人から

見られること（例：食べたり飲んだりする場面）、他者の前で何らかの動作をすること（例：発表、プレゼンテーション）などです。

2　ある振る舞いをしたり、不安症状を見せることが、否定的な評価を受けることになると恐れている。具体的には、失敗して恥をかく、拒絶される、批判される、他者の迷惑になるかもしれないという恐れ。

3　それらの状況を回避しようとする。または、極度の不安、恐怖をもって耐え忍んでいる。回避行動は、学校や会社に行けなくなる。その状況から逃げ出してしまう、などの行動です。

また、強い不安、恐怖を感じると、赤面、震え、発汗、言葉に詰まる、凝視などの身体症状が表れることも多いです

以上の症状によって、社会生活に支障をきたしているとするならば、ＳＡＤが疑われます。もしここまで読んで、「自分はＳＡＤかもしれない」と思った方は、ＳＡＤの自己診断チェックをしてみるといいでしょう。

ＳＡＤの症状の重症度や治療の効果を評価する尺度として、ＬＳＡＳ（Liebowitz Social Anxiety Scale）というものが使われています。簡単な質問紙なので、これを自分で行うこと

によって、自分でもＳＡＤの可能性を診断できます。

ネットで「ＬＳＡＳ」と検索すると、紹介しているページが多数見つかります。

ＬＳＡＳで、高い得点が出てしまった場合は、精神科の受診も検討すべきです。

これらの診断基準や評価尺度は、経験のある専門医が使用して、初めて正しい診断に至りますので、自己診断はあくまでも「目安」と考えてください。

私の経験でも、「自分では診断基準に当てはまっている」と病院を受診された方でも、専門医の目で見ると、まったく診断基準を満たしておらず病気の水準ではない、ということが多々あります。「自分はＳＡＤだ」と勝手に自己診断して、落ち込むようなことはしないでください。

またＳＡＤは、アルコールの乱用、アルコール依存症との合併が高いことで知られます。例えば、会議で発表する場合、緊張をやわらげるためにお酒を飲んでしまうという人は、危険な徴候と考えられますので、病院受診した方がいいかもしれません。

社会不安障害は治療で治る病気

仮にあなたがＳＡＤだったとしても落ち込む必要はありません。ＳＡＤは治療可能です。薬物療法や認知行動療法によって、ほとんどの場合改善します。

薬物療法には、ＳＳＲＩ（選択的セロトニン再取り込み阻害薬）やＳＮＲＩ（セロトニン・ノルアドレナリン再取り込み阻害薬）が用いられ、60〜70%の効果があります。単剤投与で効果がなかった場合も、他剤への変更や、多剤併用療法などにより、多くの場合は寛解に至ります。

また、認知行動療法を併用することによって、寛解率を高めて、再発率を低めることが可能です。認知行動療法とは、自分の考え方の「クセ」に気付き、考え方を是正し、行動を変えていく治療法です。薬物療法はあくまで対処療法にすぎないので、根本的に治すということを考えると、認知行動療法を受けた方がいいと思います。

認知行動療法は、どこの病院でもやってくれるわけではないので、ＳＡＤの治療のために精神科を受診する場合は、「ＳＡＤ　精神科クリニック」で検索して、ＳＡＤの治療経験の多いドクターにかかることをお勧めします。

ＳＡＤと診断されてもがっかりすることはありません。ほとんどの人は、「あがり症は性格なので治らない」と思っているでしょうが、**「病気」であるということは、適切な治療を受ければ「治る」ということを意味する**からです。

一生、社会的な場面で不安と恐怖を感じ続けるのは、たいへんな心労です。今のうちに、しっかり治療するという選択肢もあるのです。

シチュエーション別対処法 5

転勤、人事異動

「はじめに」で紹介した「どんな時に緊張しますか?」のアンケートの第3位に「新しい職場や仕事をするとき（人事異動など）」（35・6%）というのがありました。転勤や人事異動で新しい職場に異動したとき。全員知らない人で、仕事の内容も大きく変わる場合は、「戸惑い」と「緊張」を感じるのが普通です。ここでは、転勤や人事異動で緊張するというシチュエーションへの対処法をまとめておきましょう。

私は、今まで11の異なる病院で働いた経験があります（半年以上勤務した病院だけで）。これは、医者としてもかなり多い方だと思いますが、言うなれば転勤のプロ。「新しい職場」に順応するノウハウは、かなり持っていると自信があります。

①人事異動はチャンスととらえる

人事異動を経験すると、明らかな「栄転」の場合をのぞいて、「飛ばされた」「異動させられた」とマイナスや被害妄想的にとらえる人が多い。しかし、**人事異動はピンチではありません。チャンスです。なぜならば、新しい職場ではあなたのことを全く知らないから。**あなたの長所を知らないかわりに、あなたの短所や過去の失敗についても詳細は知らないはずです。つまり、過去を全て白紙に戻して、「心機一転やり直す絶好のチャンス」と言えるのです。「飛ばされた」「異動させられた」というネガティブな気持ちでいると、それは非言語的に新しい職場の人に伝わりますから、新しい職場の人たちの反発をくらうことになります。

まずは、「新しい環境で心機一転頑張るぞ！」というポジティブな気持ちを持つことが大切です。

②情報を集める

情報不足は緊張を高める。十分な情報は安心をもたらします。

前任者の引き継ぎは、当然行われると思いますが、**「仕事内容」だけではなく、「人間関係」。特に職場での「キーマン」や「扱いづらい人」などの情報を事前に教えてもらう**と、人間関係の構築をするのにとても楽になります。

新しい職場に赴任したあとも、最初のうちはとにかく「情報」を増やすことが大切です。「この職場での仕事のやり方」もそうですし、職場内に派閥やグループがあり、対立、分裂していることも多いので、そうした「人間関係」の情報に関しても、早めに集めておきたいものです。

③人間関係が先、仕事は後

新しい職場に赴任したら、「早く新しい仕事を覚えよう！」と仕事への意欲に燃える人が多いはず。しかし、「仕事」よりも重要なことがあります。それは、「人間関係」です。

職場ストレスの9割は「人間関係」が原因と言われます。つまり、「人間関係」さえうまくいけば、職場のストレスなどほとんどなくなり、楽しく仕事ができるというわけ。

ですから新しい職場でうまくやっていけるかどうかは、**「仕事を早く覚える」よりも、「早く良好な人間関係を作る」ことの方が重要**です。

「良好な人間関係」さえできれば、仕事の内容を教えてもらったり、様々な協力が得られますので、いくらでも仕事をうまく回すことができます。

「頑張ろう！」と気負うほど、「新しい人間関係を構築する」ことを疎かにして、「新しい仕事」に熱中してしまう可能性が高まるので注意しましょう。

④人間関係の構築法

人との親密度を高める心理学。究極の方法は、「ザイオンス効果」を活用することです。ザイオンス効果とは、別名「単純接触効果」とも呼ばれ、人と接触する回数が増えるほど親密度が高まる、という法則。当たり前かと思うでしょうが、重要なのは「時間」ではなく、「接触」回数ということ。1ヶ月に30分まとまった時間をとってじっくり話すよりも、毎日、1分ずつでも、挨拶と雑談をした方が、人間関係は深まるのです。

ですから、細かな声がけ。挨拶や雑談など、「小さなコミュニケーション」をたくさん増やすことで、親密度が一気に高まります。

また、新しい職場に赴任したら、新しい人たちの「名前」を早く覚えて、できるだけ名前を呼ぶようにするといいでしょう。「名前を覚えてもらった」というのは、誰でもうれしいので、親密度が深まりやすくなります。

⑤郷に入っては郷に従え

「いままでの職場では、こうやっていた」

これは、新しい職場では絶対に言ってはいけない言葉です。支店長などのトップの立場で赴任した場合など、「本社では、こうやっている。その方が効率的だから、これからはそれを導入する」的なことを言いたくなります。改革、変革の気持ちがあるのはわかりますが、まずは郷に入っては郷に従え。

人間関係が先、仕事は後。ですから、改革は人間関係がきちんと構築されて、協力者が何人かできてから行うべきです。

人間は、変化を嫌う生き物。そして、変化をもたらす人間を嫌うのです。現場には現場のやり方があって、それをその職場では10年以上続けてきた。それを、いきなり新参者が「今日から変えます」と言い出せば、絶対に反発が出るでしょう。

あまりあせらず、人間関係の基盤を固めることが重要です。

⑥「フォーミー」から「フォーユー」へ

緊張しない人間関係のコツは、既に述べたように「フォーミー」から「フォーユー」。そして「感謝」です。

「ここでは、このやり方でやっています！」と言われると、カチンとくるかもしれません。しかし、それは「フォーミー」の視点になっているから。「自分がどうやるか」「自分がどうやりたいか」よりも、「相手がどうやるか」「相手がどうやっているのか」にフォーカスするのが「フォーユー」の視点。相手の意見、相手のやり方を可能な限り尊重する。

「ここでは、このやり方でやっています！」と言われた場合、「教えてくれてありがとう（ございます）」と言えばいいのです。

⑦「嫌がらせ」ではなく「試練」

新しい職場に赴任すると、「極めて難しい仕事」「やっかいな仕事」をいきなり任せられることがあります。そんな状況に直面すると、いきなり「嫌がらせか」と落ち込む人がほとんどです。しかし、そんな「嫌がらせ」や「洗礼」は、実はチャンスです。

私が、ある病院に赴任したときのことです。初めて「医長」として赴任したので、かなり張りきっていました。すると、いきなり初日に看護師長は言いました。「アルツハイマーのAさんを何とかしてください！　15分おきにナースコールを鳴らすので、仕事になりません！」と患者さんへの不満を私にぶつけてきたのです。

Aさんは、70代女性の重度のアルツハイマー型認知症で、何を言っても10分後には忘れてしまいます。15分おきにナースコールを鳴らす。介護には抵抗するし、食事を食べないなど問題行動のオンパレード。その病棟での「問題患者」として、対応に本当に困っていたのです。

私はその患者さんに張りついて状態を観察し、カルテを全て読み直して対策を講じました。「Aさんに対するコミュニケーションを増やす。看護学生を担当させて、密にコミュニケーションをとってもらう。滅多に面会にこなかった家族に、週一回は必ず面会に来てもらう」「看護師さんが、Aさんに対して嫌々対応するのをやめる。必ず笑顔で接すること」の二つです。

結果、何が起こったのか？　一ヶ月後に「意地悪ばあさん」だったＡさんが「ほがらかなおばあさん」に変わったのです。これには、看護師長とスタッフ全員が驚きました。

Ａさんは明らかなコミュニケーション不足。わかりやすく言えば「かまってちゃん」だったのです。もっと自分のことをかまってほしい、寂しかった。その現れが頻回なナースコールです。それを見抜いた私は、「コミュニケーションを増やす」ことで問題行動がなくなることを予測し、実際その通りになったのでした。

変わったのはＡさんだけではなく、看護師長と看護スタッフの態度です。前医は全く手に負えなかったＡさんを別人のように改善させてしまったわけですから、「この先生は凄い」ということになり、私に絶大な信頼を寄せてくれるようになったのです。

新しい職場に赴任早々「やっかいな仕事」を任されることは、よくあるはずです。これは「いじめ」や「嫌がらせ」ではなく、「試練」なのです。

「この人、どこまでやれるの？」ということを、新しい職場で試されている。だから、敢えて難しい仕事を任せて、仕事ぶりを観察するという。ここで失敗すると、後がたいへんですが、この「試練」を無事に乗り切ると、「仲間」として承認され、一気に人間関係がうまくいくようになるのです。いわば「通過儀礼」です。

ですから、「いやがらせ」ではなく「試練」と思い、その「ミッション・インポッシブル」どう見ても不可能な司令を、トム・クルーズのように難なくやりきる。赴任早々、「この人凄い」と思わせる絶好のチャンスととらえるべきなのです。

新しい職場に赴任するときは、誰でも緊張するものです。ですから、その「緊張を楽しむ」ことが大切。あなたを待っている「新しい仕事」と「新しい人間関係」。うまくやりきると、計り知れない達成感、満足感が得られるはずです。

シチュエーション別対処法 6

テンションが上がらない

ここまで全て「過緊張」を「適性緊張」に持っていく方法。緊張をコントロールする方法の中でも、緊張にブレーキをかける方法についてお伝えしてきました。

しかしながら、普段緊張しやすい人でも、場合によっては、テンションが上がらない。「リラックスしすぎ」の状態のときもあるかもしれません。

最後に、テンションを上げる方法。すなわち、緊張をコントロールする方法の中でも、緊張にアクセルをかける方法をお伝えします。

①カフェイン摂取

コーヒーを飲むとテンションが上がる、という話はすでにお伝えしたとおりです。コーヒーに含まれるカフェインは、交感神経を優位にしますので、テンションを上げるには大いに役立ちます。カフェイン摂取から、効果発現までの時間は、約30分といいますから、かなり即効性を持ってテンションを上げることができます。

特に午前中のボーッとした状態で、頭をシャキッとさせるには最適な飲み物です。

コーヒー以外にも、紅茶や烏龍茶などにもコーヒーの半分程度（カップ一杯あたり）のカフェインが含まれています。カフェインを含んだエナジードリンクも有用です。

カフェイン摂取の注意点は、半減期が6時間と比較的長いということ。半減期とは代謝時間ではなく、血中濃度が半分になる時間です。つまり、6時間たっても体内にカフェインが半分残っているということ。カフェインの影響がなくなるまでの時間としては、9時間かかると言われます。ですから、**カフェイン摂取は午後2時まで。それ以後のカフェイン摂取は、睡眠に悪影響を及ぼします。**

また、試験やプレゼンテーションの前に、カフェインをとる場合は、トイレが近くなりやすいということも覚えておきましょう。カフェインには、利尿作用（尿を出す作用）があるからです。試験前にコーヒーを飲むとテンションは上がりますが、試験中トイレに行きたくなると困るので、大切なイベントの1時間以内はやめておいたほうがいいでしょう。

カフェインの健康への効果は、賛否両論ありましたが、最近の大規模研究では、カフェインは死亡率を減らし、寿命を延ばす効果が確認されています。コーヒー1日5杯以上だと飲み過ぎになりますが、カフェインを上手に活用していきたいですね。

②音楽

のりの良い音楽はテンションを上げます。また、ポジティブで前向きな歌詞の曲であれば、さらにテンションが上がります。一流のアスリートたちも、競技や試合の直前まで自分のお気に入りの音楽を聞いている選手がものすごく多いことから、音楽がテンションを上げほどよい緊張状態に持っていく効果があることは間違いありません。

普段から聞き慣れた曲を聞くことで、自分のテンションをちょうどよい状態にコントロールすることができるでしょう。

③シャウティング

カフェインや音楽とか生ぬるい方法でなく、「もっとガツンとそして一気にテンションを上げたい」という人には、お勧めの方法があります。

アテネ五輪金メダリスト、ハンマー投げの室伏広治選手を覚えていますか？　ハンマーを投げる直前に大きな声を出す場面が、強く記憶に残っています。大声を出すと精神的な意味で「気合」は入ると思いますが、実際、科学的に効果はあるのでしょうか。

結論から言うと、ありありです。

大きな声を出して叫ぶことで脳に刺激が与えられ、その刺激が副腎に伝わり、アドレナリンが分泌されます。アドレナリンの分泌によって、筋力が瞬間的に5〜7％アップするといいますから、その効果は絶大です。これは、「シャウティング効果」といって、実験的にも確かめられています。


テンションを上げる。最も簡単な方法を一つ上げるとすれば、それは「大声を出す！」ことです。


格闘技、空手、剣道でも、「気合い」を入れるという意味で、攻撃の瞬間や攻撃の合間に、大声を出すということが常に行われていますが、「気合い」というのもアドレナレン分泌をうながし、効果があるわけです。

「シャウティング」というのは、いろいろなスポーツで使われています。例えば、女子卓球の福原愛選手の「サー」という掛け声は有名です。テニスでも、ポイントを奪った時に、絶叫する選手は多い。バレーボールで、ピリオドの始まる前や、タイムアウトからのゲーム開始前に「ファイトー」「オー」と声を上げることはよくあります。あるいは野球でも、ゲームの前に「ファイトー、ファイト、ファイト、ファイト、オー」と叫び声を上げて、気分を盛り上げ団結をはかります。

こうした「シャウティング」の時、中途半端な声で「オー」と叫んでもあまり効果がない、叫ぶのなら腹に力を入れて、腹の底から絞り出すような大声で「オー」と叫んで、アドレナリン分泌効果が得られるのです。

ただし、アドレナリンの体内での半減期は、たったの40秒。そして、約90秒でほぼ効果がなくなるといいますから、アドレナリンの効果は何分も続くものではありません。

アドレナリンは、筋力を高めるだけではなく、ノルアドレナリンと同様に集中力を高め、瞬間的な判断力を高めて、頭脳明晰にする物質です。まだ、緊張に対しては「アクセル」として働く物質ですから、テンションが低い場合に、緊張を高める効果が得られますので、一瞬でテンションを上げる方法として「大声を出す」は覚えておいて損はないでしょう。

おわりに

ここまでお読みいただき、緊張は悪いことではなく、集中力やパフォーマンスを高めてくれる「最大の味方」であるということを、ご理解いただけたと思います。

唯一、「過緊張」だけは注意する必要がありますから、本書で紹介した「脳科学的に正しい緊張コントロール法」を実践し、緊張にブレーキをかけて、「適正緊張」に持っていきましょう。

本書で紹介した、33個の緊張コントロール法を駆使すれば、緊張は必ずコントロールできます。

試験、プレゼン、面接、発表会、スポーツの試合。重要な場面で、緊張をコントロールし、いや緊張を完全に味方につけて、自分の最高の実力を発揮できるようになれば、あなたの人生は大きく好転するはずです。というか、人生、大躍進することは間違いありません。つまり本書でお伝えした内容は、仕事や人生の「成功法則」と言ってもいいでしょう。

本書では、33個の緊張コントロール法をお伝えしました。これらを実際に試してほしいのです。実際にやってみれば、必ず効果があることを実感するでしょう。

そして、それをいくつか組み合わせて「あわせ技」として実行していく。そして、それらは緊張したときだけではなく、普段から行って、自分の生活習慣に組み込んでください。「笑顔」「深呼吸」「姿勢」「感謝」「睡眠トレーニング」など、やればやるほど感情のコントロールが上達するだけでなく、あなたの健康を大きく後押ししてくれるのです。

緊張しやすい人というのは、自律神経が乱れている、セロトニンの分泌が悪い、前頭前野が疲れている、などの「神経系のアンバランス」を抱えている場合が多いのです。

本書の緊張コントロール法を実行することによって、あなたの「不健康な緊張体質」が改善され、「健康なリラックス体質」が身につく。病気にもなりづらく、気分も安定する。真の意味での健康が手に入る。そんな方法をお伝えしました。

本書の内容を実践すれば、「緊張がコントロールできる」「仕事、人生で成功できる」「健康を手に入れることができる」と、一石三鳥の効果が得られるのです。

あとは、あなたがそれを実践するだけです。

精神科医がなぜ「緊張をコントロールする本」を書いたのか？　それは、緊張をコントロールすることによって、「心と身体」がコントロールできるようになり、心と身体の健康が実現する。あなたの感情も安定し、「心と身体のベストな状態」が手に入るからです。

本書の内容をしっかりと実践して、緊張をコントロールできるようになり、「心と身体のべストな状態」を実現してください。それは、身体疾患やメンタル疾患とは無縁な状態。それが達成できたなら、私は精神科医としてこれ以上の幸せはありません。

精神科医　樺沢紫苑

参考図書・サイト

『最強の集中術』（ルーシー・ジョー・パラディーノ著、エクスナレッジ）

『スポーツメンタルトレーニング教本』（日本スポーツ心理学会編集、大修館書店）

『ＥＱ　こころの知能指数』（ダニエル・ゴールマン著、講談社）

『なぜ、「これ」は健康にいいのか？』（小林弘幸著、サンマーク出版）

『セロトニン欠乏脳　キレる脳・鬱の脳をきたえ直す』（有田秀穂著、ＮＨＫ出版）

『脳からストレスを消す技術』（有田秀穂著、サンマーク出版）

『本番に強い脳と心のつくり方』（苫米地英人著、ＰＨＰ研究所）

『脳の力を１００％活用するブレイン・ルール』（ジョン・メディナ著、ＮＨＫ出版）

『幸福優位7つの法則　仕事も人生も充実させるハーバード式最新成功理論』（ショーン・エイカー著、徳間書店）

『脳には、自分を変える「6つの力」がある。――前向き、共感、集中力、直感…ｅｔｃ.』（リチャード・デビッドソン他著、三笠書房）

『エモーショナル・ブレイン――情動の脳科学』（ジョセフ・ルドゥー著、東京大学出版会）

『自動的に夢がかなっていく　ブレイン・プログラミング』（アラン・ピーズ、バーバラ・ピーズ著、サンマーク出版）

『Gの法則──感謝できる人は幸せになれる』（ロバート・A・エモンズ著、サンマーク出版）
『Dr.佐藤富雄の頭がよくなる生き方──「非日常体験」で、成功脳に生まれ変わる』（佐藤富雄著、イースト・プレス）
『レジリエンス入門：折れない心のつくり方』（内田和俊著、筑摩書房）
『世界のトップエリートが実践する集中力の鍛え方　ハーバード、Google、Facebookが取りくむマインドフルネス入門』
（荻野淳也他著、日本能率協会マネジメントセンター）
『マインドフルネスの教科書』（藤井英雄著、Clover出版）
『PEAK PERFORMANCE 最強の成長術』（ブラッド・スタルバーグ他著、ダイヤモンド社）
『ササッとわかる「SAD 社会不安障害」あがり症の治し方』（木村昌幹著、講談社）
『脳を最適化すれば能力が2倍になる』（樺沢紫苑著、文響社）
『絶対にミスをしない人の脳の習慣』（樺沢紫苑著、SBクリエイティブ）
「あなたが緊張する瞬間は？」ハピ研（アサヒグループホールディングス）
http://www.asahigroup-holdings.com/company/research/hapiken/maian/bn/200904/00280/
「不安を抑える効果のあるフレーズ」　http://japanese.mercola.com/

Appendix

巻末特典

『いい緊張は能力を2倍にする』実践動画プレゼント

最後までお読みいただき、ありがとうございます。

本書では数多くの緊張コントロール法をお伝えしました。

「深呼吸」や「ストレッチ」の方法について、本文中で詳しく説明しましたが、実際にどのように行うのかイメージしづらい部分があったと思います。

そこで、緊張コントロール法の実践動画ということで、以下の緊張コントロール法について、樺沢自身が具体的にどのように行うのかを実演しながら動画で解説しました。

ぜひ動画を見て、正しい緊張コントロール法を学んでください。


『いい緊張は能力を2倍にする』実践動画の内容

1　深呼吸と「1分深呼吸法」の実践法
2　「筋肉をほぐす」ストレッチの実践法
3　笑顔トレーニングの実践法
4　変顔トレーニングの実践法
5　ツボ押しの実践法
6　片鼻呼吸の実践法
7　自律神経訓練法の実践法

以下のURLにアクセスしていただけましたら、
無料で視聴いただけます。

http://kabasawa.biz/b/tension.html

樺沢紫苑（かばさわ　しおん）

精神科医、作家
1965年、札幌生まれ。札幌医科大学医学部卒。Facebookやメールマガジン、Twitter, YouTubeなどインターネット媒体を駆使し、累計40万人以上に、精神医学や心理学、脳科学の知識、情報をわかりやすく発信している。月20冊以上の読書を大学生の頃から30年以上継続している読書家。そのユニークな読書術を紹介した『読んだら忘れない読書術』（サンマーク出版）は、年間ビジネス書ランキング第10位（オリコン調べ）、15万部のベストセラーとなっている。主な著書は『脳を最適化すれば能力が2倍になる』（文響社）、『ムダにならない勉強法』（サンマーク出版）、『「苦しい」が「楽しい」に変わる本』（あさ出版）など27冊。
公式メルマガ: https://bite-ex.com/rg/2334/7/
公式ブログ: http://kabasawa3.com/blog/

いい緊張は能力を2倍にする

2018年　6月5日　第1刷発行

著者	樺沢紫苑
デザイン	井上新八
本文デザイン	小木曽杏子
発行者	山本周嗣
発行所	株式会社文響社　〒105-0001　東京都港区虎ノ門2-2-5 共同通信会館9F
	ホームページ　http://bunkyosha.com
	お問い合わせ　info@bunkyosha.com
印刷・製本	三松堂株式会社

ISBNコード：978-4-86651-070-5　Printed in Japan

この本に関するご意見・ご感想をお寄せいただく場合は、郵送またはメール（info@bunkyosha.com）にてお送りください。